GESUND OHNE MEDIZIN

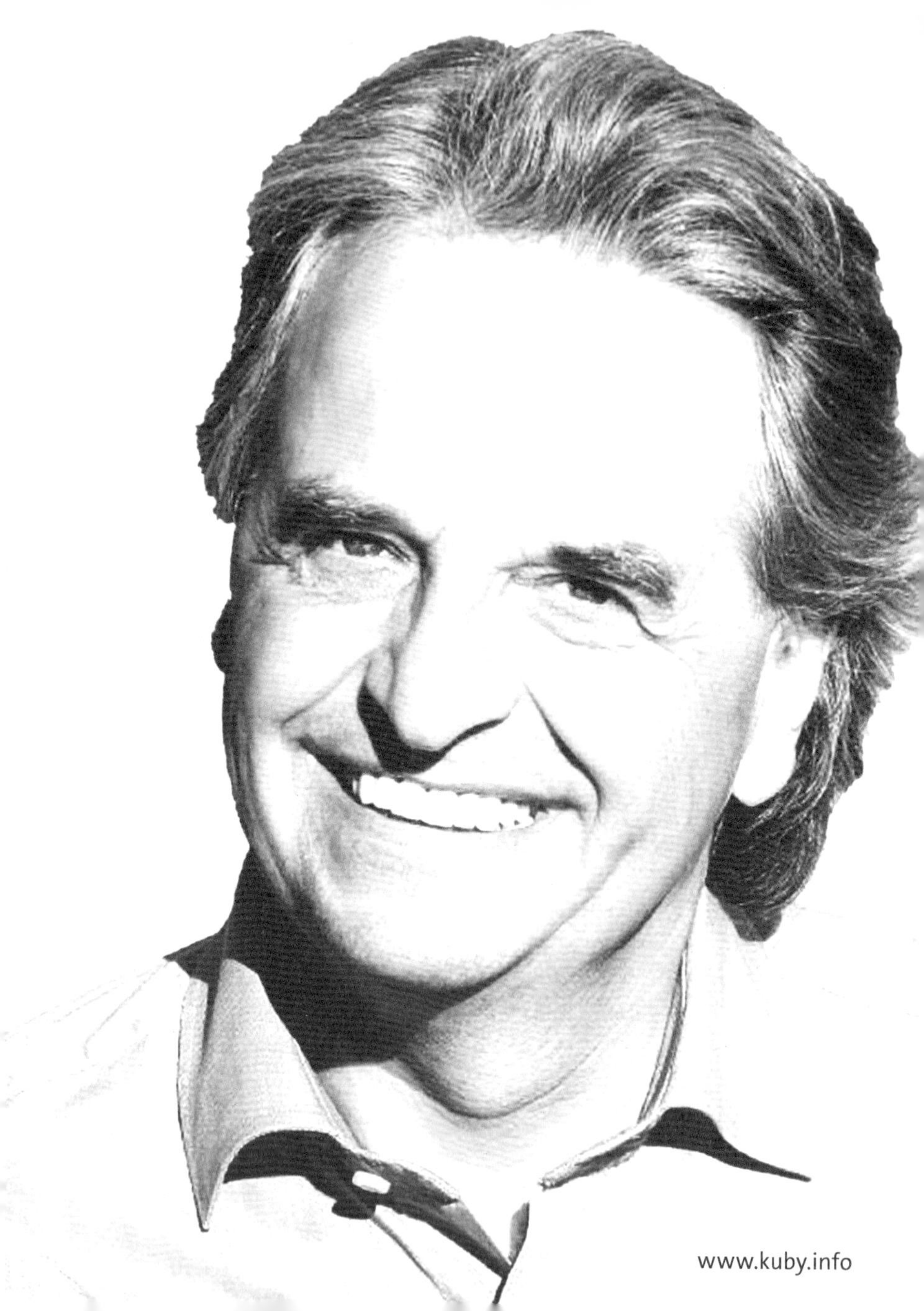

www.kuby.info

Clemens Kuby

GESUND OHNE MEDIZIN

Die KUBYmethode – Anleitung zum Andersdenken

KÖSEL

Hinweis: Die in diesem Buch enthaltenen Informationen, Empfehlungen und Übungsvorschläge dienen der Erweiterung des Bewusstseins. Sie können jedoch keine medizinische Diagnose und entsprechende Behandlung ersetzen, für die im Bedarfsfall eine qualifizierte Fachperson aufgesucht werden muss. Autor und Verlag weisen darauf hin, dass Selbstbehandlung in eigener Verantwortung geschieht. Eine Haftung für Schäden jeglicher Art, die durch Missachtung dieses Hinweises entstehen, wird hiermit ausgeschlossen.

Dieses Buch basiert teilweise auf Auszügen aus dem Buch von Clemens Kuby *Mental Healing – Das Geheimnis der Selbstheilung*. Kösel, München 2010. Bis zur 3. Auflage erschien dieses Buch unter dem Titel *Mental Healing – Gesund ohne Medizin. Anleitung zum Andersdenken.*

Bildquellen: Astrid Kuby: S. 2, 159; Fotolia.com/RF: S. 6/7 (JISGIN), S. 15 (V. Yakobchuk), S. 20/21, 49, 120 (freshidea), S. 26 (Jordi Farres), S. 30 (wajakaa), S. 39, 104 (marog-pixcells), S. 42, 77 (Yanterric), S. 52, 98, 109, 141, 151 (yvart), S. 57 (Abstractus Designus), S. 60/61, 86/87, 123 (THesIMPLIFY), S. 72 (pressmaster), S. 83 (styleuneed),S. 90 (Frank Rohde), S. 102 (IMaster), S. 113 (mtu1969), S. 116 (Mamuka), S. 129 (Thierry LAPOLLA), S. 132 (Perth), S. 139 (CLIPAREA), S. 147, 149 (vic&dd), S. 158 (iscatel)

MIX
Papier | Fördert gute Waldnutzung
FSC® C004592
www.fsc.org

Penguin Random House Verlagsgruppe FSC® N001967

9., aktualisierte Auflage 2023

Umschlaggestaltung: Weiss Werkstatt München
Umschlagmotiv u. S. 12/13, 46/47, 80/81, 126/127: © VikaSuh/Shutterstock.com

Lektorat: Ulrike Reverey
Layout und Herstellung: Armin Köhler
Druck und Bindung: Firmengruppe APPL, aprinta druck, Wemding
Printed in Germany
ISBN 978-3-466-34686-8
www.koesel.de

Wer *etwas*

verändern will,

kommt an

sich selbst

nicht vorbei.

INHALT

VORWORT

Liebe Leserin, lieber Leser,

»Gesund ohne Medizin!« Geht das überhaupt? Wozu gäbe es denn die Pharmaindustrie und das flächendeckende Ärztenetz, wenn wir uns ohne all das heilen könnten? Heilen ohne physiologische Maßnahmen und ohne Arzneimittel welcher Art auch immer, gänzlich ohne materiellen Input – das soll möglich sein?

Hätte man uns vor rund 30 Jahren gesagt, telefonieren funktioniert ohne Post und ohne flächendeckendes Leitungsnetz, wären wir sicherlich ebenfalls sehr skeptisch geworden. Kaum jemand konnte sich damals vorstellen, dass ohne stationären Apparat und ohne Telefonzelle jeder jederzeit und überall mit einem kleinen, schnurlosen Kästchen kommunizieren kann. Viele hätten es sogar noch vor ein paar Jahren für absolut irreal gehalten, mit einem solchen mobilen Gerät zum Ortstarif auf die andere Seite des Erdballs live in Bild und Ton zu gelangen! Und heute? Smartphones sind eine Selbstverständlichkeit.

Alles hat seine Zeit. Und jede Zeit hat ihren eigenen Bewusstseinsstand. Doch das Bewusstsein entwickelt sich nicht gradlinig, sondern sprunghaft. Unser kollektiver Sprung ins Kommunikationszeitalter gelang mit dem Internet. Unser Sprung ins spirituelle Zeitalter gelingt mit der Selbstheilung ohne Medizin. Mit dem spirituellen Bewusstsein ist die Materie (der Körper) dem Geist zu 100% nachgeordnet, und dadurch verfügen wir über die Allmacht des Geistes. Dieser Bewusstseinssprung sollte kein Grund für Ängste oder Aggressionen sein, sondern Anlass zur Freude. Wir begrüßen den Wandel, denn in ihm liegt der Sinn unseres Lebens und er ist das Einzige, was bleibt.

Leider vollziehen viele den Bewusstseinswandel erst, wenn ihre alten Konzepte nicht mehr funktionieren – das bereitet Schmerzen. Mir selbst erging es nicht anders: Im Jahr 1981 war ich nach einem schweren Unfall querschnittsgelähmt. Die Diagnose lautete »Rollstuhl lebenslänglich«. Erst als mir trotz bester Betreuung niemand Hoffnung machte, dass ich je wieder laufen würde, wandelte sich mein Bewusstsein, und die medizinfreie *KUBYmethode®*, wie Sie sie hier in diesem Buch in Kurzform vorfinden, konnte entstehen. Der Bewusstseinssprung dazu wurde mir gewissermaßen aufgezwungen. Zum einen, weil ich ohne OP und ohne irgendwelche Medikamente wieder laufen konnte und zum anderen, weil ich seit meinem 21. Lebensjahr Filme mache.
Im Kino findet nämlich ebenfalls keine materielle Intervention statt, und trotzdem reagiert der Körper. Es gibt viele, die im Kino echt weinen. Bei manchen steigt sogar der Puls und das Herz beginnt zu rasen, obwohl sie bequem im Sessel sitzen, aber ihr Geist denkt: »Gleich stirbt einer.« Jeder weiß zwar, dass alles nur gespielt ist, aber die körperliche Reaktion ist eben nicht gespielt. Mir wurde sogar von einem Fall berichtet, bei dem nach einem meiner Filme eine Frau ihre Krücken im Kino »vergessen« hat und seither wieder ganz normal läuft, was zuvor niemand für möglich gehalten hatte.
Über 50 bewusstseinserweiternde Filme habe ich bisher produziert und 5 Jahre Film an der Uni gelehrt. Ich musste verstehen lernen, dass Wirklichkeit nicht »wahr« zu sein braucht, sondern Wirklichkeit das ist, was wirkt. Unser Gehirn kann nämlich zwischen Fakt und Fiktion nicht unter-

scheiden, und darin liegt das göttliche oder unvorstellbar große Potenzial, uns selbst auf rein geistigem Weg zu heilen. In den vielen Jahren meiner Seminarpraxis gibt es Unzählige, die sich mit der *KUBYmethode* rein geistig selbst von den schwersten Krankheiten geheilt haben.
Keine Mittel braucht es dafür, keine Operationen, nicht mal Hände werden aufgelegt; es müssen auch keine zwei Stellen am Körper berührt oder bestimmte religiöse Konzepte befolgt werden. Die *KUBYmethode* ändert das Menschenbild. Glaubte man bisher, man sei ein bio-chemisches Wesen, dann wurde man auch so behandelt. Mit der *KUBYmethode* erkennt man sich jedoch als geistig-seelisches Wesen, und dann spielt Medizin keine Rolle mehr; man denkt grundsätzlich nicht mehr materialistisch. Das ist mindestens ein so großer Bewusstseinsschritt wie von analog zu digital. Wer diesen Schritt nicht macht, kann ein Smartphone nicht verstehen und hängt weiterhin an seinem alten analogen Fax und Telefon. Wie mit dem Smartphone eröffnet sich mit der *KUBYmethode* eine komplett andere Welt.

Ich vermute, dass auch Sie den Wunsch hegen, ohne Medizin gesund zu werden bzw. zu bleiben oder sich zumindest einmal darüber zu informieren. Die Anleitung dafür halten Sie bereits in Ihren Händen. Erstmals greife ich dabei speziell weibliche und männliche Positionen auf, denn die Praxis zeigt, dass Frauen und Männer den Bewusstseinssprung auf unterschiedliche Weise angehen.
Jeder kann mit diesem Buch sofort anfangen zu experimentieren. Gehen Sie am besten praktisch vor: Nehmen Sie ein Thema, das Sie gerade *jetzt* gern geklärt haben möchten. Das gilt übrigens nicht nur für körperliche Probleme, mit der *KUBYmethode* lassen sich auch schwere Beziehungs-, Arbeits- oder Geldprobleme lösen – etwas, das Sie seit langem oder aktuell sehr belastet und/oder auch schmerzt. Machen Sie dieses Problem zu

Ihrem »Projekt« und nehmen Sie es als eine Herausforderung für Ihre persönliche Entwicklung an.
Somit machen Sie einen Nachteil zu Ihrem Vorteil. Ich zum Beispiel habe meinen Unfall als die größte Katastrophe meines Lebens betrachtet, heute ist er mein größter Schatz. Mit der *KUBYmethode* schaffen Sie das bei Ihrem Projekt auch. Gehen Sie schrittweise vor. Denken Sie daran, wie viel Zeit, Geld und Energie Sie bisher zur Symptom-Bekämpfung aufgewendet haben; wenn Sie auch nur einen Bruchteil davon für ursächliche Selbstheilung aufwenden, gelangen Sie auf eine höhere Seinsebene, auf der Sie Ihre Selbstverantwortung durch Eigenkompetenz wahrnehmen. Darüber hinaus werden Sie feststellen, dass Sie die *KUBYmethode* Ihr Leben lang verfeinern können.

Ich wünsche Ihnen dabei viel Glück und Erfolg

Ihr *Clemens Kuby*,
Herbst 2016

1

WIE ICH DENKE, SO BIN ICH

GEIST UND MATERIE

Wenn wir uns Gesundheit ohne Medizin vorstellen und auch leben wollen, kommen wir nicht daran vorbei, zwei Aspekte genauer zu betrachten, die von enormer Bedeutung für körperliches und seelisches Wohlbefinden sind: Geist und Materie.

Wenn Sie Materie als den entscheidenden Ausdruck und Regulator unseres Daseins anerkennen, werden Sie auch in gesundheitlichen Fragen eher auf die Wirkung eines allopathischen oder homöopathischen Medikaments, einer Spritze, einer OP, also eines materiellen Inputs setzen, um das zu reparieren, was nicht mehr funktioniert. Sind für Sie geistige Impulse der Hauptmotor des Lebens, werden Sie nach anderen Wegen suchen, weil Sie wissen bzw. schon erfahren haben, dass der Körper auf Dauer nur gesund ist, wenn es auch die Seele ist. »Nun gut«, werden Sie vielleicht sagen, »man kann doch beiden Konzepten folgen.« In der Praxis oft noch, ja, aber welches der beiden Konzepte hat den Vorrang? Geist oder Materie: Wer ist hier der Chef? Viele glauben ja, die Materie sei der Chef und diktiere unsere Lebensumstände. Dass dies ein Irrtum ist, wird klar, wenn wir uns gemäß dem Gesetz von Ursache und Wirkung fragen: Ist Geist die Ursache von Materie oder Materie die Ursache von Geist? Die meisten Menschen sind der Meinung, Materie bräuchte keine Ursache, sie bestünde einfach aus sich selbst heraus. Das kann es in diesem Universum natürlich nicht geben, trotzdem ist diese Auffassung weit verbreitet. Sie bildet den Kern des Materialismus, dem auch die Medizin hörig ist, und prägt damit auch unseren üblichen Begriff von Heilung.

Es wird ausgegangen von einer Materie, die sozusagen aus sich selbst entstanden ist, ebenso wie wir dies mit der Geschichte vom Urknall glauben

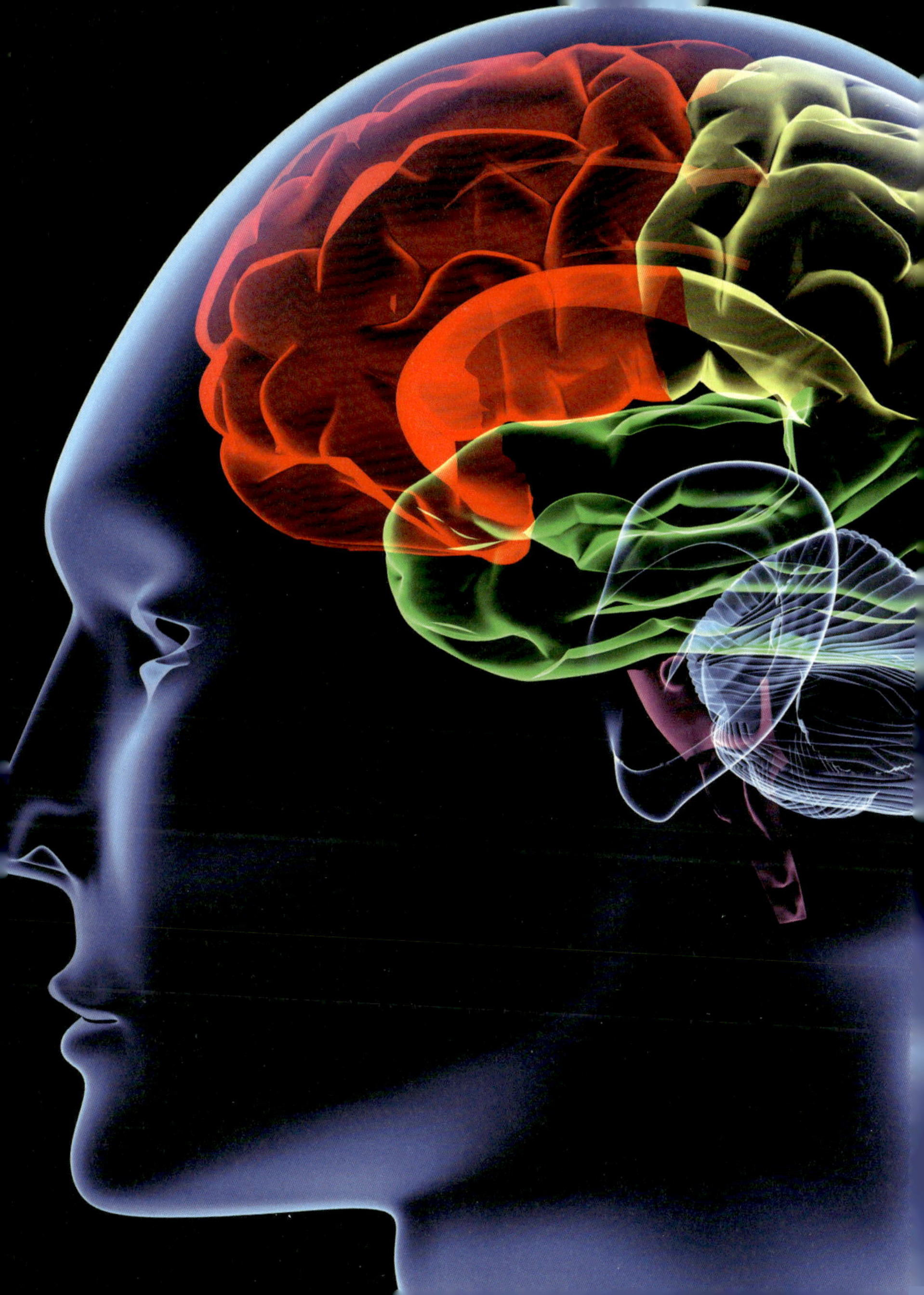

sollen. Dies jedoch würde heißen, dass der Stuhl, auf dem ich sitze, oder das Bett, auf dem ich liege, aus sich selbst heraus ohne Ursache entstanden ist. Nicht möglich. Nicht mal vorstellbar. Wer das für möglich hält, muss daran glauben, dass irgendwann einmal ein Bett oder ein Stuhl aus dem Himmel gefallen ist. Einfach so – schwupp, da ist der Stuhl. Ich denke, Sie werden mir zustimmen, dass es niemals einen Stuhl geben würde, wenn nicht irgendjemand einmal die Idee von einem Stuhl gehabt hätte. Ohne die Idee Stuhl wäre in diesem Universum niemals ein Stuhl entstanden. Genauso ist es mit dem Bett, mit dem Baum, dem Haus, der Erde, dem Sonnensystem und so weiter.

Für alles bedurfte es eines geistigen Impulses oder einer Idee zu ihrer Entstehung, bevor eine Materialisierung möglich wurde. Ohne einen geistigen Impuls entsteht nichts, aber auch nicht das Kleinste oder Größte. Die Bibel sagt: Am Anfang war das Wort. Sie sagt nicht: Am Anfang war Materie. Das sagt übrigens auch keine einzige alte Philosophie oder irgendeine andere Religion. Schon in den hinduistischen Lehren der Bhagavad Gita, den buddhistischen Sutren sowie im Koran steht wie in der Bibel:

Am Anfang ist Geist.

Diese Hierarchie des Seins lässt sich ganz nüchtern auch aus der Chronologie der Erscheinung ableiten: Wenn wir anerkennen, dass Materie stets an Raum und Zeit gebunden ist und der Geist nicht, dann können wir uns fragen: Was war zuerst? Raum und Zeit oder Geist? Raum und Zeit sind immer ein endliches Gebilde, der Geist nicht. Geist ist ohne Anfang und ohne Ende. Also muss schon aus diesem ganz simplen Grund der Geist vor Raum und Zeit in diesem Universum vorhanden gewesen sein, und das nicht nur evolutionär betrachtet, sondern auch in jedem Moment. Diese philosophischen Grundsatz-Überlegungen sind wichtig auch für das Verständnis, wie wir auf geistige Weise Materie, sprich auch den Körper verändern können. Die *KUBYmethode*: Selbstheilung beginnt mit dem Denken. Aus welchem Erklärungsmodell lässt sich die Hierarchie von Geist und Materie noch ableiten? Der Geist, so wie ich diesen Begriff verwende, meint weit mehr als Gehirnaktivität. Geist ist in jedem Atom. Dieses Atommodell können wir auf das gesamte Universum anwenden. Ein Meteorit, der aus einer anderen Galaxie stammt und bei uns einschlägt, oder das Material vom Mond oder vom Mars – auf alles können wir dieselbe Atomstruktur mit ihren Elementarteilchen und dem sogenannten Vakuum anwenden, wie wir dies auf der Erde tun.

Die Physik hat inzwischen den vielfachen Beweis erbracht, dass das Vakuum kein Vakuum, also nicht leer, hohl und daher zu vernachlässigen ist, sondern eine Eigenschwingung besitzt. Man darf deshalb davon ausgehen, dass sich in jedem Atom etwas tut. Wie weist die Physik geistiges Tun nach? Indem sie Gehirnströme (Frequenzen) misst. Damit kennt sie zwar nicht den Inhalt einer geistigen Tätigkeit, weiß aber immerhin, dass eine geistige Aktivität vorhanden ist.

Wenn man nun die Eigenschwingung eines Atoms genauso interpretiert, dann ist jedes Atom geistig aktiv und eben nicht leer, hohl und quasi tot. Deshalb kann man den Geist, weil er in jedem Atom steckt, auch als den Großen Geist bezeichnen. Geist als Synonym für die Intelligenz des Universums. Viele nennen es Gott. Für andere ist es Chi und für wieder andere ist es Allah oder die Buddha-Natur. Dieser Geist ist allgegenwärtig und allumfassend. Ein Bild für ihn wäre der Ozean, in dessen Mitte wir uns befinden. Die Seele ist dann eine Tasse Wasser aus dem Ozean, sozusagen der individualisierte Geist: Die Tasse symbolisiert den Körper als das Gefäß für die Seele oder als ihr materialisierter Ausdruck. Das Wasser in der Tasse ist Ozeanwasser und bleibt Ozeanwasser. Das heißt: Die Seele ist auch der Große Geist und der Große Geist ist die Seele. Was lernen wir daraus? Wenn ich stets davon ausgehe, dass alle Wesen geistige

Wesen sind, dann spielt sich alles auch auf der geistigen Ebene ab: So wie ich denke, so bin ich – so ist die Welt und so ist mein Gegenüber und so ist alles.

Geist gibt es also schon immer ohne Anfang und deshalb auch ohne Ende. Nur die Form hat einen Anfang und damit auch ein Ende. Doch trotz dieses Zusammenhangs zwischen der geistigen Ursache und der materiellen Auswirkung richtet sich unser Augenmerk meist nur auf die Form, auch bei der Medizin. An der Form, das heißt, an der Materie halten wir uns gerne fest, da wir sie schneller be-greifen können. Wir leben in einer sehr materialistischen Zeit. Es zählt nur das, was wir sehen, wiegen, messen und berechnen können, »real« ist die Form oder die mechanische, biochemische Erscheinung. Alles andere wird als Spekulation verworfen. Aus der Sicht der Ratio ist dies logisch und verständlich.

Zum Glück hat der Mensch aber nicht nur eine linke Gehirnhälfte, mit der er in der Lage ist, rational zu denken und zu gestalten, sondern auch noch seine rechte. Auch wenn er sie nicht trainiert, so ist sie dennoch vorhanden. Mit den Fähigkeiten der rechten Gehirnhälfte stehen uns Möglichkeiten ohne die Beschränkungen von Raum und Zeit zur Verfügung. Und das ist unsere große Chance, immer wieder neue Herausforderungen zu meistern. Schließlich wollen wir gesund bleiben oder werden. Etwas Wichtigeres gibt es nicht.

Wenn wir dem Geist die Chefposition geben, dann bestimmen unsere Gedanken, wie es uns geht und was aus uns wird. Die eigenen Gedanken kann man viel, viel leichter formen als die Umstände. Deshalb werden die Möglichkeiten, das Leben mit dem Geist als Chef selbst zu gestalten, so unendlich viel größer und vielfältiger, dass wir dies unbedingt nutzen wollen. Es ist seltsam, dass wir Geist von Materie trennen und denken, die Materie sei etwas ohne Geist. Das ist derselbe Unsinn, wie Geist als »nichts« zu definieren.

»WAS SOLLEN DENN DIE ANDEREN DENKEN?«

Fremdbestimmtsein, Anpassung

Die Frau von heute ist ein selbstständiges, emotional zugewandtes Wesen, das auf höchst beeindruckende Weise in Familie und Beruf ganz selbstverständlich komplexeste Abläufe managt. Oft genug mobilisiert sie eine Energie, von der manche Männer nur zu träumen wagen. Wie aber kommt es dann, dass in besonders heiklen Situationen – zum Beispiel bei gravierenden Lebensentscheidungen oder schwerwiegenden gesundheitlichen Problemen – bei vielen Frauen diese Selbstverständlichkeit bröckelt und von Zweifeln untergraben wird?

Ob es uns nun gefällt oder nicht: Manche Frauen haben, obwohl sie »voll im Leben stehen«, ein Problem damit, ihr Schicksal selbst in die Hand zu nehmen. Ausnahmen bestätigen natürlich immer die Regel, aber ich erlebe nicht nur in meinen Seminaren, dass starke Frauen auf wirkliche Selbstständigkeit mit großer Angst reagieren: »Was soll aus mir werden?«, »Ich kann doch nicht einfach dieses oder jenes tun?«, »Was wird mein Mann dazu sagen?«, »Was denken meine Kinder von mir?«, »Aber der Arzt hat gesagt, dass ....«, »Wenn meine Mutter das hört, ...« und so weiter.

Frauen haben gelernt, zu tragen – und nicht, selbst zu entscheiden. Ist ihnen ihr Bereich zugewiesen, können sie dort Großes leisten. Hingegen selbstständig Neuland zu betreten, widerspricht der vorherrschenden weiblichen Erziehung. Dort gab (und gibt) es immer eine Autorität, die letztlich entschieden hat, was sein darf und was nicht. Meistens musste

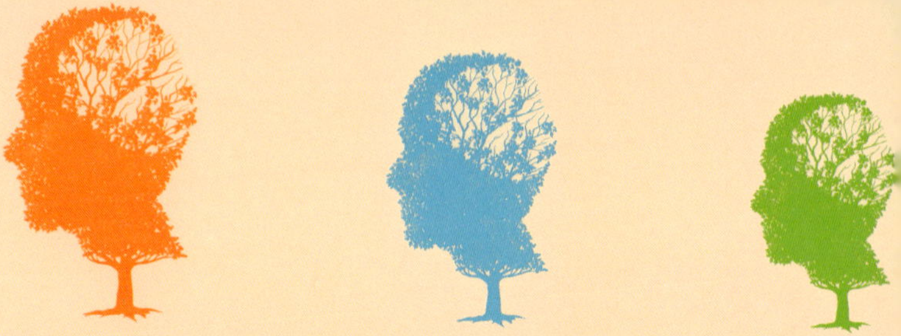

die Autorität dies nicht einmal aussprechen. Töchter können es beispielsweise ihren Vätern (und auch ihren alles bestimmenden Müttern) schon von der Stirn ablesen, was erlaubt ist und was nicht, und richten sich dann wie selbstverständlich danach. Bis eine Frau sagt: »Jetzt mache ich, was ich will«, ist schon viel passiert. Aber muss es erst zum Äußersten kommen, bis die Eigenkompetenz sich Bahn bricht?
Wenn eine Frau die Anpassung zu weit treibt und möglicherweise ernsthaft krank wird, ist dies erstens ein zu hoher Preis für die Selbstständigkeit, und zweitens oft so spät, dass sie mit großen Opfern verbunden ist. Wird die Selbstständigkeit nicht beizeiten geübt, ist sie dann auch in Krankheitsphasen der Medizin gegenüber kaum noch aufzubringen. Ob Arzt oder Ärztin: Weißkittel besitzen eine Autorität, der sich Frauen häufig widerspruchslos hinzugeben bereit sind, denn sie haben hauptsächlich gelernt, sich über ihren Körper zu definieren. Dass ihr eigener Geist (ihr persönliches Denken) der Chef bzw. die Chefin ihres Körpers ist, vermittelt weder die Mode noch die Mutter und schon gar nicht das gesamte Wohlfühl-, Wellness- und Gesundheits-Programm der Frauenzeitschriften.
Eine Frau ist darauf geeicht, möglichst gut auf ihren Körper zu achten: Und wenn dann der Arzt oder die Ärztin sagt, was ihr vermeintlich kranker Körper braucht oder nicht braucht, geht es bei einer so sozialisierten Frau schnell abwärts mit dem Selbstbewusstsein. In einer Situation beispielsweise, in der sie Schmerzen hat, ist es dann wirklich schwer für sie zu sagen: »Ich bin meine eigene Chefin, besonders was meinen Körper angeht.« Dies würde ein komplett anderes Denken verlangen. Stattdessen

wird die Verantwortung lieber – wie gelernt – abgegeben durch die Auffassung, dass der Mediziner schließlich die höchste und vor allem ultimative Kompetenz besitzt für alles, was den Körper angeht.

Vielleicht fragen Sie sich nun, wie sich das ändern kann? Zuallererst einmal damit, dass Sie eine sogenannte egoistische Entscheidung im allerbesten Sinne treffen: nämlich an erster Stelle für sich selbst. Frauen zucken schnell zusammen, wenn sie als »egoistisch« bezeichnet werden. Das hören sie nicht so gern, weil sie lieber dem gewohnten Bild der umsorgenden Allround-Lady/Mami entsprechen möchten. Extratouren kommen nicht so gut an – und wenn, dann nur, sofern die anderen einverstanden sind. Genehmigung erteilt – na dann ... Gesunder Egoismus sieht allerdings anders aus. Er besteht darin, auf die eigenen Seelenbedürfnisse zu achten, die ohne Existenzangst und ohne das »*Was sollen denn die anderen denken?*« da sind. Sich diese Bedürfnisse bewusst zu machen, verschafft für das eigene Wohlergehen die Kompetenz, die jede äußere Meinung relativiert.
Eine solche Entwicklung beginnt damit, dass Sie aus Ihrem gewohnten Energiefeld aussteigen, denn sonst bleibt die Stimme Ihrer Seele von anderen Gedanken und Gefühlen überlagert; Sie würden nicht herausfinden, was sie Ihnen sagen will. Um die Seele zu hören, können Sie Ihr hohes Körperbewusstsein folgendermaßen einsetzen: Hören Sie auf, sich von außen zu bewerten, sondern konzentrieren Sie sich darauf, in sich hineinzuspüren – sehr bald werden Sie dann erkennen, was sich für Sie richtig

und was sich falsch für Sie anfühlt. Danach ist nur noch der Mut erforderlich, eine solche Erkenntnis umzusetzen.
Und diesen Mut werden Sie haben, sobald Sie sich aus dem gewohnten Energiefeld herausbewegt haben. Das *Seelenschreiben* (siehe S. 89 ff.) wird Sie dabei sicher gut unterstützen können. Warten Sie nicht, bis Ihnen das Wasser bis zum Hals steht und Sie erst dann mit dem Mut der Verzweiflung Ihr Schicksal in die Hand nehmen. Sie können und dürfen es sich leichter machen.
Sich von zu viel Anpassung zu befreien und eigenverantwortlich zu handeln, heißt nicht, auf jegliche Meinung anderer zu pfeifen. Mit mehr Selbstbewusstsein können neue Gesichtspunkte erkannt und in die eigenen Entscheidungen integriert werden – auch und gerade in gesundheitlichen Fragen: Machen Sie sich in Krankheitsphasen immer wieder bewusst: Welche Art von Rat wünsche ich mir? Eine körperliche Diagnose des Symptoms oder eine Hilfe zur Selbsthilfe? Eine Symptombehandlung oder eine Heilung der Ursache? Für jeden Bereich sind andere Menschen zuständig. Sie können sich nicht bei einem Apfelbaum darüber beschweren, dass an ihm keine Birnen wachsen. Ein Arzt sagt Ihnen nur das, was er gelernt hat, niemals das, was Ihre Seele Ihnen zu sagen hat (dafür sind Ärzte nicht ausgebildet – Ausnahmen bestätigen die Regel). Das heißt: SIE entscheiden, aus welcher Quelle Sie einen Rat wünschen, und suchen sich dann entsprechende Gesprächspartner. Das ist bereits der erste Schritt in die Eigenkompetenz.
Was auch immer ansteht, sagen Sie sich: »Bis hierher habe ich es geschafft, also kann ich noch weitergehen. Ich weiß genau, dass ich in meinem eigenverantwortlichen Leben noch konsequenter sein muss, um gänzlich heil zu werden. Die Seele – meine Seele – will das volle Glück, und das will ich mir jetzt gönnen.« Wollen Sie das? Nun, dann kann die Entscheidung fallen, und Sie nehmen Ihr Schicksal selbst in die Hand!

Nach vielen Jahren Praxis mit der *KUBYmethode* und unzähligen Seminaren, in denen Menschen immer wieder überraschende Erfolge mit Selbstheilung zeigen, kann ich zusammenfassend sagen: *Bewusstsein verändert Materie.* Damit befinde ich mich in Übereinstimmung mit der modernen Physik. Das beruhigt und trägt dazu bei, nicht an dem Erlebten zu zweifeln oder gar zu verzweifeln.

Ergreifen wir deshalb die Chance, auch rechtzeitig für unsere Gesundheit zu sorgen! Ich halte Prävention für den effektivsten Weg, um mit bescheidenen Mitteln für wesentlich mehr Gesundheit in der Gesellschaft zu sorgen. Das fängt schon bei den Kindern an: Wenn wir ihre rechte Gehirnhälfte nicht verkümmern lassen, können sie kontrollierte, intuitive Erfahrungen machen, die ihnen ihr Leben lang ein Menschenbild vermitteln, mit dem sie sich ein glückliches und gesundes Leben gestalten können (siehe »Intuition«, S. 57 ff.).

Doch wir können auch als Erwachsene noch lernen, uns unsere eigenverantwortliche, eigene Wirklichkeit gedanklich und intuitiv zu erschaffen. Die Funktion unseres proportional übergroßen Gehirns, das 20% unserer Energie verbraucht, aber nur 3% unserer Masse ausmacht, ist es, die unsere Wirklichkeit erschafft. Die Forschung weiß: Über 90% unserer Wahrnehmung kommen aus unserem eigenen Fundus, und der besteht aus unseren Glaubenssätzen, Vorurteilen, Prägungen und Erwartungen. Unsere fünf Sinnesorgane haben daher primär die Funktion, die Wirklichkeit nicht wahrzunehmen, sondern unsere Vorurteile zu bestätigen. Also machen wir uns das positiv zunutze. Wenn wir aus unserem geistigen Fundus heraus die Wahrnehmung steuern, dann räumen wir unseren Fundus so auf, dass daraus eine positive Wahrnehmung unserer Wirklichkeit erfolgt. Und zu unserer Wirklichkeit gehören nicht nur Krankheiten, sondern auch Gesundheit und Glück.

Das Problem für Materialisten ist, dass sie an eine objektive Wirklichkeit glauben, die unabhängig von ihrer Wahrnehmung existiert. Solchen Menschen steht daher nur ein sehr geringer Spielraum für Veränderung zur Verfügung. Sie können zum Beispiel das, was einmal geschehen ist, rückwirkend nicht mehr ändern. Sie suchen für jede Veränderung einen äußeren Einfluss. Und selbst der bietet ihnen wenige Veränderungsmöglichkeiten, denn sie sind auf einen bio-chemischen, materialistischen Input angewiesen, der auf ihr bio-chemisches, materialistisches Sein entsprechende Wirkung ausübt. Ihnen fehlt grundsätzlich die Überzeugung, dass sie auch durch geistigen Input materielle, körperliche, bio-chemische Wirkung erzielen können.

Dabei könnten diese Menschen schon beim nächsten Kinobesuch ihre Überzeugung komplett verwerfen, denn vermutlich haben sie selbst schon mal während eines Films geweint oder saßen neben jemandem, der dies tat. Und vielleicht wunderten sie sich, weshalb echte Tränen vergossen wurden, wo doch das, was die Tränen auslöste, bekanntlich eine Illusion ist. Jeder vernünftige Mensch weiß, dass keiner der Schauspieler »in echt« stirbt. Und dennoch folgt man – wie ich in meinem Vorwort bereits erwähne – der Illusion so weit, dass neben Tränen auch Symptome wie Herzrasen, Schweißausbrüche und dergleichen auftreten. Das heißt, selbst der größte Materialist ist ein geistiges Wesen und seine körperlichen, physischen Reaktionen werden durch rein geistigen Input gesteuert. Dafür bezahlen die Menschen an der Kinokasse das Ticket. Und sie bevorzugen jene Filme, bei denen die projizierte Illusion die stärksten Reaktionen in ihnen hervorrufen.

Ich bin seit über 40 Jahren Filmemacher und weiß, wovon ich rede, denn ich habe diesen Mechanismus eingehend studiert. Dazu gehörte auch, dass ich 23 Jahre lang weltweit erforschte, wie Spontanheilungen, also mentale Heilungen, überhaupt zustande kommen. Ich habe insgesamt

360 Stunden geistige Heilprozesse dokumentiert, aus denen dann mein Kino-Dokumentarfilm *Unterwegs in die nächste Dimension* und später auch das gleichnamige Buch entstanden sind.

Doch selbst nach dem Film war mir noch immer nicht vollends klar, wie in meinem und anderen Fällen geistiges Heilen tatsächlich funktioniert. Dazu war eine weitere Filmarbeit mit modernen Gehirnforschern und buddhistischen Lehrmeistern notwendig. Durch sie erst verstand ich endlich, was Schamanen, Heiler, Magier und Medizinmänner in aller Welt tun. Sie machen genau das, was unsere Gehirnforschung schon immer sagt: Wir haben unser großes Gehirn nicht, um die Wirklichkeit wahrzunehmen, sondern um sie zu erschaffen.

Ein solch kreativer Prozess wird gemeinhin als »Illusion« bezeichnet. Da dieser Begriff jedoch eher negativ besetzt ist, verwende ich lieber das Wort *Imagination*. Und so sage ich heute nach all meinen Erfahrungen: Wenn der Mensch durch Imagination echte körperliche Reaktionen hervorrufen kann, dann sollten wir diese Fähigkeit auch nutzen, um uns körperlich zu heilen! Materialisten müssen deshalb keineswegs auf ihre viel beschworene Wissenschaft und Rationalität verzichten. Denn es ist nur allzu verständlich, dass sie stets nach etwas Festem, Objektivem und Messbarem suchen, weil sie durch die extreme Auslegung der Europäischen Aufklärung verlernt haben, ihrer Intuition zu trauen. Es geht ja nicht darum, sich von der Materie und der Ratio abzuwenden, es geht darum, sie dem Geist (wozu Intuition und Seele gehören) unterzuordnen.

Die Visionen und Ideen kommen – wie bereits erwähnt – immer aus der Intuition. Die Ratio brauchen wir, damit die Ideen und Visionen in Materie umgesetzt werden können. Ohne die Ratio bringen wir nichts zustande, aber das Kommando hat der Geist – und so auch bei unserer körperlichen und sonstigen Gesundheit. Nicht das Sein bestimmt

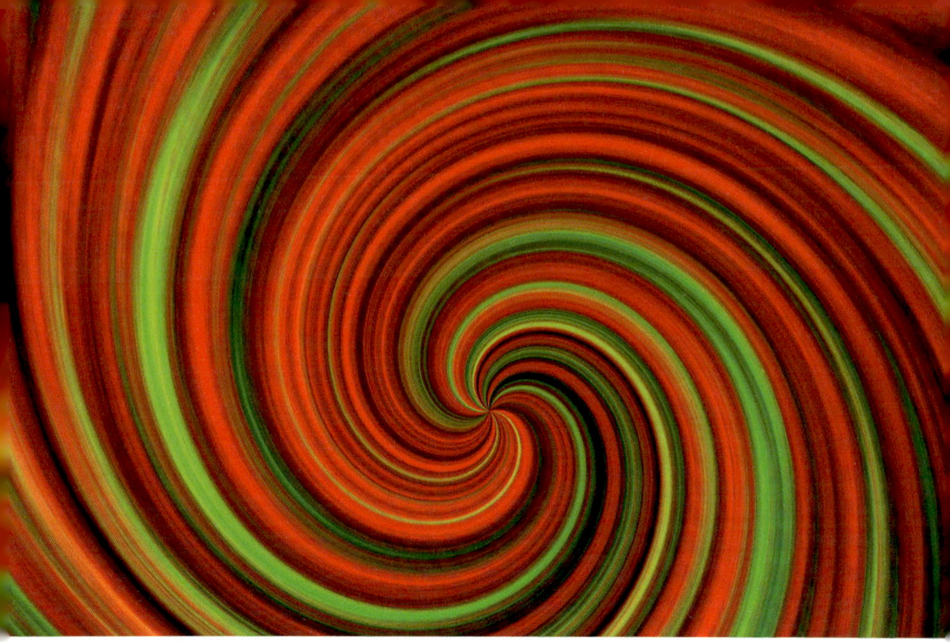

das Bewusstsein, sondern das Bewusstsein das Sein. Entscheidend ist daher, kein Entweder-Oder zu proklamieren, sondern lediglich anzuerkennen, dass unser Gehirn zwei sehr konkret sich auswirkende Hälften hat – links die rationale, rechts die intuitive. *Beide* wollen aktiviert werden, um optimale Ergebnisse zu erzielen – und zwar in allen Lebensbereichen. Nutzen wir also dieses Potenzial!

INFORMATION FÜR ALLE ZELLEN

Es gibt unendlich viele Beispiele für die Erlebnisfähigkeit des Gehirns, mit fiktiven Inhalten Erfahrungen zu machen, die einem »in echt« nicht zur Verfügung stehen. Der riesige, weltweite Erfolg von Computerspielen basiert genau auf dieser Fähigkeit unseres Gehirns. Aber auch Sex per Telefonstimme bedient sich der Fähigkeit, mit Illusionen körperliche Reaktionen zu erzeugen. Das funktioniert nicht nur bei Männern, Frauen können sich mit fiktiven Inhalten genauso sexuell erregen wie Männer. Es handelt sich um eine grundsätzliche Fähigkeit unseres Gehirns, die wir auch für unsere Heilung verwenden können.

Es bedarf demnach keines echten, wahren Erlebnisses, um echte, wahre Gefühle zu haben. Wir können jede Handlung untersuchen und werden feststellen, dass letztlich der imaginäre Anteil den realen Anteil bei weitem übersteigt. In der Medizin gibt es dazu kluge, frei denkende Köpfe wie Professor Dr. med. Franz Porzsolt, Direktor des Instituts *Evidence Based Medicine* an der Universität Ulm, der sogar die Meinung vertritt, dass letztlich jedes Medikament ein Placebo ist und den größten Anteil seiner Wirksamkeit aus den *Informationen* bezieht, die mit der Einnahme eines Medikaments verbunden sind.

Nach unserem herrschenden Wahrheits- und Wissenschaftsverständnis muss die hohe Wirksamkeit eines Medikaments durch eine Studie »bewiesen« werden, möglichst durch eine amerikanische. In Afrika hingegen haben die Aussagen der Ahnen den höchsten Plausibilitätsgrad – dagegen kommt trotz christlicher Missionsarbeit die Glaubwürdigkeit der Bibel

nicht so stark an. Und im Arabischen besitzt das, was im Koran steht, den höchsten Wahrheitsgehalt. Die Subjektivität von Wahrheit ist also nicht nur individuell abhängig, sondern auch vom übergeordneten *Knowledge-Frame*, wie Professor Dr. Ernst Pöppel den Plausibilitätsrahmen nennt – also kulturbedingt.
Aufgrund der Funktionsweise unseres Gehirns – und zwar völlig unabhängig davon, ob es in einer schwarzen, weißen, roten oder gelben Haut steckt – ist jedes Ereignis zunächst neutral. Und es ist Aufgabe der jeweiligen Gesellschaft, herauszubilden, welche Fiktion das Prädikat *Fakt* erhält und welche nicht. Das, was zum Fakt erklärt wird, wird Wirklichkeit, und Wirklichkeit ist das, was wirkt. So einfach ist das mit der Wahrheit. Da die eigene Wahrheit aber zu den am schwersten zu verändernden Dingen im Leben gehört, ist es dann eben doch nicht so einfach mit einer neuen, positiven Wahrheit.

Auch die Placeboforschung weiß um den Wert von Informationen. Informationen – gleich welcher Art – haben nachweislich immer eine machtvolle Wirkung auf uns. Das kann jeder aus seinem täglichen Leben tausendfach bestätigen: Wir schnappen irgendeine Bemerkung auf – und machen uns Sorgen. Die langersehnte Mail oder der Anruf mit einer positiven Nachricht hingegen lässt die Seele jubeln. Nach einer Auseinandersetzung schafft es der einsetzende Ärger, einem die nächsten Stunden tiefschwarz zu vermiesen. Und weil uns dann ein Moment spontan zum Lachen bringt, sieht die Welt plötzlich wieder freundlich aus, wir fühlen uns bestens.
Informationen sind schnell und direkt: Sie erreichen nicht nur unmittelbar unser Gehirn, sondern bilden dort Synapsen, die wiederum Botenstoffe aussenden, durch die das gesamte Zellverhalten des Körpers reguliert wird. Jedes Gehirn hat 10 hoch 84 Synapsen, das heißt Verschaltungsmög-

Informationen wirken bis hinein in alle *Zellen*. Sie können *krank machen* oder *heilen*.

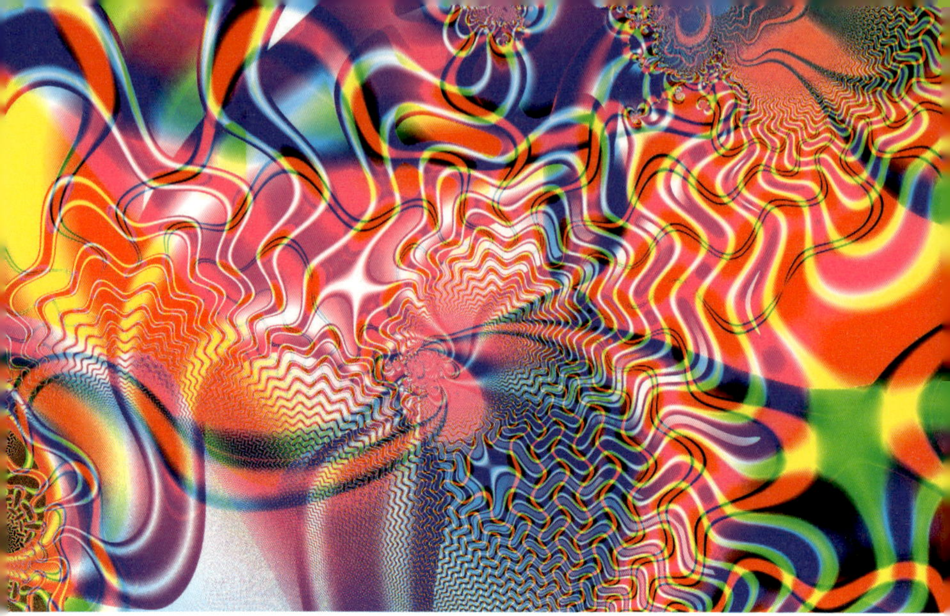

lichkeiten. In der Summe sind dies mehr Möglichkeiten, als es Elementarteilchen im Universum gibt. Es ist deshalb nicht verwunderlich, dass jede Information, auch die beiläufigste und unbedeutendste und auch nur eine erinnerte oder unbewusst uns erreichende Information, eine spezifische körperliche Reaktion erhält. Solange diese Reaktionen im verträglichen Rahmen liegen, nehmen wir sie nicht weiter zur Kenntnis. Erst wenn wir Schmerzen haben oder/und eine dramatische Diagnose erhalten, fühlen wir uns aufgefordert, sofern wir uns geistig mit der *KUBYmethode* heilen wollen, genauer hinzuschauen. Es gilt, sich die krank machenden Informationen bewusst zu machen, die derartige Synapsen gebildet und entsprechende Botenstoffe ausgesendet haben.

Machen wir uns immer wieder klar: Informationen können heilen, aber sie können auch krank machen. Informationen bilden 400 bis 4000 Mal schneller Synapsen als materielle Intervention – sprich gespritzte oder geschluckte Medikamente und OPs oder andere physiotherapeutische Maßnahmen. Was entscheidet darüber, ob eine Information – welchen Gehalts auch immer – krank oder gesund macht? Eine objektive Antwort darauf kann es nicht geben.

Dieselbe Information kann den einen krank, den anderen gesund machen. Wer beispielsweise unter einer Kündigung leidet, muss ausprobieren, welche Formulierung ihn am stärksten trifft. Welche Formulierung entspricht den eigenen Ängsten am meisten? Fühle ich mich von einer Information – wie der »Kündigung« – so stark betroffen, dass ich krank werde, dann muss ich für meine schnellstmögliche Genesung herausfinden, welche Ängste sich damit verbinden. Gibt es zu dieser Angst vor einem möglichen Ruin irgendeine Erinnerung? Es ist vielleicht nicht mal eine Erinnerung, sondern zunächst nur ein Gefühl. Das aber zu ergründen, ist der Weg zur Heilung.

Dieser Weg lässt sich auch abkürzen, indem man beispielsweise noch in der Schocksituation sagt: »Ich vergebe der Firma für die Kündigung. Ich schenke der Firma meine Liebe und bedanke mich bei ihr für alles, was sie für mich getan hat.« Wer es schafft, nicht nur so zu danken, sondern diesen Dank auch auszusprechen und niederzuschreiben, dem ist danach sicherlich leichter ums Herz, und vielleicht hilft es ihm auch, wieder auf die Beine zu kommen. Wenn die Lebensenergie dennoch getrübt bleibt und eine neue erfüllende Arbeit oder Tätigkeit nicht in Sicht ist, dann reicht dieses Vorgehen natürlich nicht. Dann kommt man einfach nicht darum herum, sich die ursächliche Geschichte (Information) bewusstzumachen, die die aktuellen Ängste nährt.

Kein Zweifel: Informationen wirken. Da der Mensch ein Informationswesen ist – was, wie wir gesehen haben, seine körperliche Reaktion auf negative Informationen angeht, – ist es durchaus einen Versuch wert, umgekehrt vorzugehen und mit positiven Informationen auch positive Reaktionen hervorzurufen. Und die weitere gute Nachricht lautet: Da das Gehirn – wie Sie inzwischen wissen – zwischen Fakt und Fiktion nicht unterscheidet, kann die Fiktion (die Illusion) einer positiven Information selbst erschaffen werden.

Jemand, der beispielsweise den Glaubenssatz verinnerlicht hat: »Man kommt immer durch« oder »Irgendwie geht's schon weiter«, wird von einer Kündigung vermutlich nicht so heftig erschüttert werden. Diejenigen, bei denen auf die Schnelle keine Heilung möglich ist, haben die Aufgabe, so tief in sich zu forschen, bis sie die Ursache dafür gefunden haben, warum ihnen die Kündigung so zusetzte und sie krank wurden.

Wer in seinem Bewusstsein die Hierarchie des Seins herstellt, den Geist zum Chef seines Lebens macht und deshalb seinem Körper kein eigenständiges Verhalten zuspricht, sondern ihn als Ausdruck, Form oder Manifestation seiner seelischen Zustände betrachtet, der würde bei Bauchweh nach einer Kündigung dies sofort als eine Reaktion auf die geistig-seelische Kränkung durch eine Information erkennen und entsprechend gegensteuern. Mit einer positiven Information (wie z.B. im Kapitel »Das Seelenschreiben«, siehe S. 82 ff.) kann die Gesundheit mitunter auf sofortige Weise wiederhergestellt werden. Das gelingt jedoch nur, wenn wir den Zweifel an der Wirksamkeit von Informationen überwunden haben und dem Körper kein eigenständiges Leben mehr zuweisen.

Warum aber hegen die meisten von uns solch erhebliche Zweifel an dieser Art von Selbstheilung? Warum erkennen wir die eigene Kompetenz nicht an? Das hat – wie wir im Folgenden sehen werden – vor allem mit der jeweiligen Weltanschauung zu tun.

FÜNF MENSCHENBILDER

Es gibt unendlich viele Möglichkeiten, jene Philosophien zu kategorisieren, mit denen der Mensch sich und seine Welt erfährt. Die folgenden *fünf Kategorien* ermöglichen es Ihnen, Ihren jeweiligen Bewusstseinsstand ein wenig näher zu bestimmen. Fragen Sie sich: Welches Menschenbild trage ich in mir? Ohne diese Frage geklärt zu haben, ist eine Weiterentwicklung eher willkürlich. Beginnen wir mit dem gröbsten Bild vom Menschen:

1. Beim grobstofflichen Menschenbild wird rein mechanisch vorgegangen, beispielsweise in der Chirurgie. Dort hat man sich in 120 Jahren von der heilberuflichen Position unterhalb des Baders durch enorm gesteigerte Fertigkeiten an die Spitze medizinischer Interventionsmaßnahmen emporgearbeitet. Im chirurgischen Denken gleicht der Mensch gleichsam einer Maschine, die repariert und teilweise auch ersetzt werden kann. Der Mediziner spricht von Verschleißteilen, Abnützungen, schlechtem Ausgangsmaterial etc.

2. Die etwas feinstofflichere Betrachtung des Menschen ist das biochemische Menschenbild. Durch diese Brille gleicht der Mensch in gewisser Weise einem Labor, in dem Stoffe entstehen und gewandelt werden. Dafür wird der In- und Output von Zellen bewertet und durch natürliche und/oder künstliche Substanzen beeinflusst. Dieses Denken teilen die Pharmaindustrie und die meisten Menschen auf der Erde, nicht nur Ärzte.

3. Auf einer noch feinstofflicheren Ebene wird der Mensch als energetisches Wesen betrachtet. Dieses Menschenbild besitzen weit über ein Viertel der Menschheit – zunächst 1,5 Milliarden Chinesen und ein Großteil weiterer Asiaten, aber inzwischen auch viele Westler. Nach ihrer Philosophie lässt der Mensch sich auf 4 oder 5 Hauptenergien reduzieren, die sich im Gleichgewicht befinden, wenn der Mensch gesund ist. Zu dieser Heilungsmethode lässt sich unter anderem auch die Homöopathie rechnen, weil sie mit ihren Mitteln keine chemischen, nachweisbaren Stoffe verabreicht, sondern auf energetische Weise den Menschen beeinflusst.

4. Mit ihren höheren Potenzen begibt sich die Homöopathie auch auf eine noch feinere stoffliche Ebene, auf der der Mensch als Informationswesen gesehen wird und zu seiner Heilung »nichts« anderes nötig ist, als dem Körper entsprechend heilsame Informationen zu verabreichen. Denn ab einer D 25-Potenz oder gar einer D 60-Potenz kann nicht mehr von einer Substanz, einem Stoff oder einer Energie gesprochen werden. Der Verdünnungsgrad solcher Präparate entspricht dem Verhältnis von einem Tropfen Wirkstoff auf die Wassermenge eines Ozeans. Was dabei wirksam ist, kann lediglich die mit dem Wirkstoff verbundene Information sein.
Zu dieser rein geistigen Therapieform gehören auch sämtliche Resonanztherapien, bei denen keinerlei Stoffe, sondern lediglich Frequenzen verabreicht werden (z.B. das ursprünglich russische Gerät *Prognos* und seine Folgegeräte). Frequenzen werden bei diesen Anwendungen nach ihrem Informationsspektrum ausgewählt. Die neue Homöopathie arbeitet deshalb konsequenterweise nur

noch mit Symbolen, die dem Patienten auf die Haut gemalt werden sowie mit Placebos, die lediglich den Informationsgehalt eines Medikaments transportieren. Dabei sind keinerlei biochemische Wirkstoffe im Spiel. Die Informationsmedizin ist stofflos und gehört damit zur Kategorie des geistigen Heilens.

5. Das rein geistig-seelische Menschenbild, bei dem keinerlei Vehikel (keine Apparate, keine Globuli, gar nichts) Verwendung finden, agiert auf der Seelenebene. Hier werden weder Stoffe verabreicht – welcher Potenz oder Frequenz auch immer – noch werden irgendwelche physischen Eingriffe oder Physiotherapien durchgeführt. Hier gibt es keinen Träger für Information. Alle notwendigen Informationen gewinnt man aus seiner Kommunikation mit der Seele. Die Seele wird dabei als Kontinuum ohne Anfang und ohne Ende definiert und der Körper als temporärer Ausdruck geistiger Befindlichkeit. Dieses Menschenbild ist die Basis für die *KUBYmethode.*

Mit welchem Menschenbild aber haben wir es gemeinhin zu tun? Schauen wir uns um: Die Fülle der zur Verfügung stehenden Weltanschauungen (Erklärungsmodelle) nimmt in einem rasanten Tempo zu, so wie die Kommunikation. Wenn man früher auf eine Botschaft per Post liebend gern vier Wochen gewartet hat und dann bei Gelegenheit wieder zurückschrieb, bis man sich irgendwann mal traf, um die Angelegenheit zu klären, wird man heute nervös, wenn die Botschaft per Internet und Satellit nicht in Minuten ankommt und sich nicht augenblicklich über die ganze Welt verbreiten lässt. Der Anspruch, in kürzester Zeit Bilder von Ereignissen auf der anderen Seite der Erdkugel zu sehen, ist heutzutage normal. Die Updates von Software, die Weiterentwicklung von Kommunikationstools haben eine Geschwindigkeit erreicht, die atemlos macht und das Gefühl vermittelt, der Entwicklung permanent hinterherzuhecheln – und das Rennen nicht gewinnen zu können.

Trotz dieser hohen Ereignisdichte herrscht das materialistische Menschenbild in unseren Köpfen dauerhaft vor. Diese Weltanschauung geht stets von einer objektiv bestehenden Wirklichkeit aus. Die Vorstellung, dass diese Wirklichkeit erst durch die eigene Interpretation und die eigenen Glaubenssätze zustande kommt, ist in der heutigen Zeit schwer zu akzeptieren. Bei der materialistischen Betrachtung lassen sich Maßstäbe einsetzen, die einen Zustand sehr präzise beschreiben: Gewichtsmaße, Längenmaße, Farbskalen, Materialkunde, Zeitmessung etc. Bei der inneren Betrachtung richtet sich die Präzision hingegen nach der Authentizität und der rein subjektiven Befindlichkeit: von Erlebnissen, Schmerzen, Freuden, Leid, Liebe und so weiter.

Solche Kriterien sind der materialistischen Betrachtungsweise jedoch viel zu schwammig und ungenau. Natürlich sehen Materialisten (hin und wieder) in dem Bild auch die emotionale Seite, aber es verunsichert sie. Frauen haben diesbezüglich im Allgemeinen weniger Probleme als Männer. Männer erfahren eine Erziehung, die noch stärker als bei Frauen auf das materialistische Menschenbild ausgerichtet ist. Deshalb ist es für Männer schwieriger als für Frauen, sich auf Gefühle einzulassen und dabei zu einer Bewertung zu kommen (siehe das folgende Beispiel). Die Angst ist zu groß, dass dann plötzlich das harte Image des Männlichen einbrechen könnte, das seit Jahrtausenden gepflegt wird.

»LIEBER NICHT DRÜBER REDEN ...«

»Dichtmachen«, Schutz vor Verletzung

Ganz gleich, ob berufliche oder private Probleme – den meisten Männern ist es sehr unangenehm, mitunter sogar ein Graus, sich persönlich mitzuteilen. Ist das gefährlich? Wenn ja, warum? Sobald man sich selbst mitteilt, kommen Emotionen ins Spiel. Und Männer befürchten, dass sie denen nicht gewachsen sein könnten. Was sie sich beim Fußball in der Fankurve erlauben und herauslassen, ist archaisch/vehement und für den Alltag schlichtweg nicht praktikabel. Die fein formulierte Emotionalität liegt einem Mann nicht.

Mir ist klar, dass jeder Mann anders ist, aber generell sind immer wieder typisch männliche Verhaltensmuster zu beobachten. Ein Mann z.B. meint, dass er sich keinerlei »Gefühlsduselei« hingeben darf, sondern möglichst rational, stark, hart und cool sein muss – eine tief verankerte Überzeugung, die über viele Generationen hinweg weitergegeben wird.

Sicherlich verändert sich allmählich das Rollenbild von einst, doch in meinen Seminaren zeigt sich sehr deutlich, wie schwer Männer nach wie vor unter diesem althergebrachten Rollenverständnis zu leiden haben. Viele sind eben doch noch mit Äußerungen aufgewachsen wie: »Ein Junge weint nicht.«, »Na, du bist doch kein Mädchen.«, »Hey, du Memme, du Weichei«, »Ein Indianer kennt keinen Schmerz.«, »Du willst doch sicher mal ein großer, starker Junge werden.«, und so fort. Selbstverständlich wirkt sich all das auch auf den erwachsenen Mann aus.

Und schließlich stehen wir dann da als Partner und Familienvater und wissen mit unseren Gefühlen nichts anzufangen. Allenfalls können sie im Stadion herausgebrüllt werden, aber sie in die Kommunikation einbringen, mit ihnen umgehen und sie vielleicht sogar gutheißen – nein! Gefühle machen Männer lieber mit sich selbst aus. Ausweichen und Ablenken lässt sich dann ganz prima über Sport, Alkohol, Small Talk, Essen etc. und so gut es geht nach außen den Souveränen mimen. Damit kommen viele besser klar, als »weibisch« zu wirken. Wer will schon als Schwächling dastehen? Gefühle sind grundsätzlich gefährlich, sie können die gewohnte Ordnung ziemlich durcheinanderbringen, und schon gerät »mann« in Stress. Verständlich, dass dann die weibliche Einladung »Schatz, wir müssen mal reden ...« Angst macht und der Mann sich sagt: *Ich bin dann mal weg ...*

Lässt sich das Dilemma irgendwie auflösen? Die Erfahrung zeigt, dass Einsicht in das bestehende Verhalten kaum etwas verändert. Nein, das männliche Rollenverhalten muss bei der Wurzel gepackt werden – und zwar bei der emotionalen Einübung! Ein guter Einstieg dafür ist, einmal die alten Kinderfotos rauszukramen. Manche Männer kostet allein das schon Überwindung. Frauen haben weitaus weniger Probleme damit, sich zu ihrem Baby- und Kleinkind-Sein zu bekennen, und empfinden sogar Freude dabei. Von Männern hingegen hört man da schnell mal ein abschätziges Wort über sich selbst, wie »der kleine Hosenscheißer«, nur um eine innere Distanz zu sich selbst herzustellen.
Dennoch – ein Versuch lohnt sich! Beim Betrachten Ihrer frühen Fotos werden vermutlich so manche Begebenheiten aufploppen, die Ihnen bewusst machen, wie sich die heute vorherrschende Gefühlsarmut entwickelt hat. Plötzlich entdecken Sie, dass Sie eine ganz zarte, liebesbedürftige Seele haben mit Kuschel- und sonstigen Zuwendungsbedürfnissen, die Ihnen aber abtrainiert wurden. Das kann Tränen auslösen, für die Sie

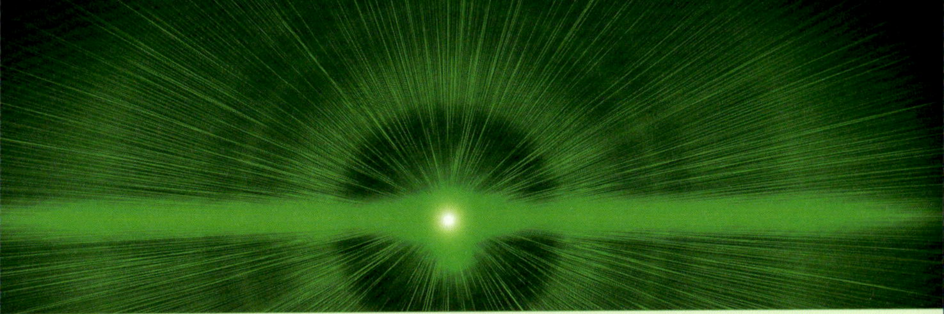

sich nicht zu schämen brauchen. Im Gegenteil: Hier bietet sich die Chance der Korrektur, die man im heutigen Verhalten nicht hat. Dort, wo man sich als Kleiner sieht und erinnert, wie schmerzhaft und herzlos eine Erziehung vielleicht war, besteht die Möglichkeit, seine Erziehung JETZT zu korrigieren. Wie das funktioniert und was da genau passiert, lesen Sie in Kapitel 3, ab Seite 121.

Für diesen Prozess, seine eigene Erziehung gemäß dem Motto »Für eine glückliche Kindheit ist es nie zu spät« rückwirkend zu ändern, gibt es verschiedene, auch wissenschaftlich erklärbare Modelle. Aber vielleicht haben diese dann im Moment für Sie nur noch sekundäre Bedeutung, weil Sie durch Erinnerungen plötzlich in Kontakt mit Ihrer Intuition sind und sich darauf einlassen können. Dabei werden Sie die Erfahrung machen, dass das, was war, auf der Gefühlsebene im Jetzt lebendig ist und sich dort auswirkt. Und was im Jetzt ist, kann auch *jetzt* geändert werden (siehe auch »Seelenschreiben«, S. 95 ff.).

Solche Prozesse mögen zunächst ungewohnt sein, können aber mit der *KUBYmethode* geübt werden. Und so wird es Schritt für Schritt möglich werden, in eine gesund und glücklich machende Wirklichkeit einzutauchen, in der auch Gefühle ihren Platz haben. Und das betrifft nicht nur Emotionen wie Ärger, Wut und Schmerz, sondern auch die zärtlichen Gefühle, inklusive Freudentränen.

Menschen, die noch stark in einem materialistischen Bewusstsein verhaftet sind, wünschen sich verständlicherweise eine materielle Intervention als Schmerzstiller. Sie denken nicht an Selbstheilung, sondern verlangen nach Hilfe von außen. In dieser Hilfe soll aber bitte keine Ursachenforschung enthalten sein, sondern sie wollen Liebe, Zuwendung, Betäubung, Ruhe, Trost – am liebsten ein Wunder. Besonders toll wäre es, kurz darauf sagen zu können: »Es war gar nichts.« »Ein Schwächeanfall?« »Nein, nur …« Und dann findet man schnell eine Schuld bei irgendetwas Äußerlichem wie dem Wetter, der Klimaanlage, der Mondstellung, der Reisenachwirkung, dem Essen, dem Getränk etc.; und wenn es nichts Akutes zu finden gibt, dann ist es eine alte Geschichte, die noch von einem Unfall oder einer früheren Krankheit herrührt oder vielleicht auch vererbt wurde und so weiter und so fort … alles Mögliche kommt in Frage, nur keine Selbstbetrachtung.

Die Veränderung des Menschenbildes von Bewusstseinsstufe zu Bewusstseinsstufe repräsentiert im Individuum den großen, evolutionären Entwicklungsprozess der Menschheit. Man findet auf diese Weise auch die Spiritualität in der Materie und söhnt sich mit ihr aus. Damit ist gemeint: Auf der grobstofflichen, schulmedizinischen Bewusstseinsstufe wird die Materie bekämpft, vernichtet, manipuliert, entfernt oder künstlich ersetzt. Erst wenn man gewissermaßen »gezwungen« wird, sich selbst zu heilen, weil alle anderen Methoden einem nicht helfen, gewinnt man die Materie (den Körper) als Freund, weil man sie als Ausdruck des eigenen Denkens erfährt.

Wenn wir durch anderes Denken die Materie (den Körper) von Schmerz und Leid befreit haben, ist die Versöhnung vollbracht. Aber natürlich nicht für alle Zeiten, denn wir entwickeln uns ständig weiter und werden daher auf einer weiteren Bewusstseinsstufe erneut herausgefordert, die geistige Ursache eines materiellen Symptoms zu erkennen und es ent-

sprechend geistig (auf-)zu lösen. Im Tod können wir dieser Herausforderung schließlich nicht mehr entkommen. Zuvor sind Kompromisse möglich, auch wenn sie keineswegs zielführend sind. Ein Kompromiss stellt sich ein, wenn die Widerstände gegenüber der Erkenntnis der geistigen Ursache nicht überwunden werden (können). Solche Widerstände haben ganz unterschiedliche Gründe.
Dennoch ist kein Widerstand sinnlos oder blockiert das Fortkommen in der *KUBYmethode*, sondern ist selbst schon eine zusätzliche Aufgabe für die Bewusstwerdung. Wenn Sie das Gefühl haben, wie vor einer Mauer zu stehen und nicht weiterzukommen, dann ist diese Mauer selbst schon das Thema: Wie lang und wie hoch ist die Mauer? Wie fühlt sie sich an? Welche Möglichkeiten müssen Sie sich einfallen lassen, um sie zu überwinden? Männer nehmen meist einen Presslufthammer zur Hand, Frauen eine Strickleiter ... Spielen Sie mit Ihrem Widerstand (egal in welcher Weise er sich präsentiert) so lange herum, bis er in sich überwunden ist. Dann plötzlich können Sie erkennen, wie es auf der anderen Seite der Mauer aussieht. (Tipp: Machen Sie sich jeden dieser Schritte am besten schriftlich bewusst – siehe Anleitung auf S. 87 ff.)

Wichtig: Warten Sie nicht, bis Ihnen jemand zeigt, wie Sie Ihren Widerstand gegen den Prozess im Rahmen der *KUBYmethode* überwinden, sondern nehmen Sie ihn selbst als Herausforderung an.
Wenn es ans Sterben geht, können wir ja auch nicht an dem Widerstand festhalten, den Körper zu verlassen. Gerade dann brauchen wir eine Idee, um weiterzukommen. Dabei hilft es sehr, sich (am besten ab sofort) als geistig-seelisches Wesen zu sehen, denn dann stirbt man/frau nicht mehr. Wer sich mit seiner Seele identifiziert, ist unsterblich.
Geist und Seele sind weit mehr als ein Körper. Wir können den Körper noch so genau untersuchen: Weder Geist noch Seele werden wir darin

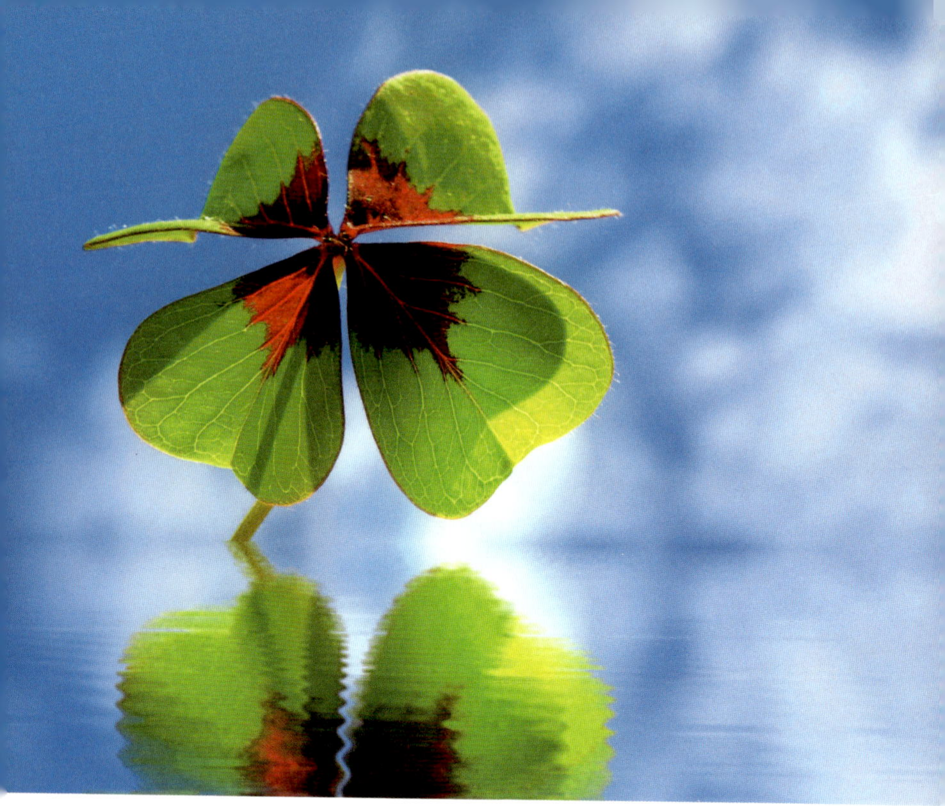

finden. Doch die Seele erfahren wir in intuitiven Zuständen, beim Sinnieren, Ahnen und Fühlen. Jeder Mensch weiß deshalb, dass er Geist und Seele besitzt. Diese Begriffe sind für unsere heutige Gesellschaft nicht allgemein definiert, deshalb versteht jeder darunter etwas anderes. Wichtig ist aber nur, dass wir dem Körper kein Eigenleben zusprechen. Denn der Körper ist nichts anderes als ein Werkzeug, um Erfahrungen zu sammeln, mit denen man sein Bewusstsein entwickelt.

Warum tun wir uns so schwer mit dieser geistig-seelischen Perspektive? Die Schwierigkeit mit dem geistigen Menschenbild rührt daher, dass das

Seelenleben nicht erst bei der Zeugung oder der Geburt beginnt. Meist erinnern wir uns als Erwachsene nicht mehr daran, was wir erlebt haben, bevor wir gezeugt wurden. Kinder jedoch tun das problemlos. Nur die Eltern und andere Bezugspersonen, die das eigene Bewusstsein nicht als Kontinuum verinnerlicht haben, merken es nicht oder interpretieren dies als kindliche Unausgegorenheit.

Bewusstseinsentwicklungen gehen in Anbetracht der Formen (Körper), die das Bewusstsein zum Ausdruck bringt, sehr langsam vor sich. Bewusstseinsentwicklung vollzieht sich immer nur in relativ kleinen Schüben, auch wenn sie subjektiv als revolutionär erlebt werden. Diese Erfahrung gibt es auf jeder Bewusstseinsebene. Für jeden ist sein nächster Bewusstseinsschritt gleich schwer, und es gibt für jeden einen Schritt, der noch aussteht. Es handelt sich dabei nicht um das Bewusstsein als Ganzes, sondern immer um Teilbereiche des Lebens. Ich habe noch keinen Erleuchteten getroffen, der sich nicht genauso heftig weiterentwickeln könnte wie jedes andere Wesen auch.

Erleuchtet oder (noch) nicht erleuchtet: Fragen Sie sich zwischendurch immer wieder mal: Welches der oben genannten Menschenbilder prägt mich? Es lohnt sich, hier klipp und klar Position zu beziehen, um sich nicht selbst hinters Licht zu führen und sich dann möglicherweise darüber zu beklagen, dass es mit der Selbstheilung nicht klappt. Machen Sie einfach die Probe aufs Exempel, beispielsweise zum allseits bekannten Thema Ärger. Begegnen Sie ihm mit dem geistig-seelischen Menschenbild, werden Sie feststellen: Er ist vor allem eine Frage der Interpretation.

Jeder von uns wird im Alltag mit kleinen oder größeren Ärgernissen konfrontiert. Auch hier können Sie viel mehr entspannen, wenn Sie sich wiederum klarmachen: Ich ärgere mich niemals aus dem Grund, den ich meine, denn jeder Ärger ist (lediglich) der Versuch, die eigene Interpretation zu rechtfertigen. Ändere ich die Interpretation, entfällt der Ärger, denn nun gibt es für ihn keinen Grund mehr – auch wenn das Ereignis dasselbe geblieben ist. Der Grund für den Ärger kann also nicht im Ereignis selbst gelegen haben, sondern ausschließlich in der Interpretation (in der Bewertung, dem Urteil), die meine Gedanken dem Ereignis gegeben haben.

Wenn es mir darum geht, meine Interpretation zu rechtfertigen, will ich sie wahrmachen und damit einen scheinbar wahren Grund für meinen Ärger schaffen – insbesondere bei Ereignissen, die ich als mir feindlich gesonnene Ereignisse interpretiere. Mit meiner Interpretation des Ereignisses kann ich meinem eigenen Ärger so viel Rechtfertigung (so viel Legitimation) verschaffen, dass ich selbst zum Angriff auf den vermeintlichen Feind übergehen kann.

Auf diese Weise missbrauche ich ein Ereignis zur Rechtfertigung meiner Interpretation (meines Ärgers über den vermeintlichen Angriff auf mich). Dieses Gedankensystem kann nur deshalb einen Angriff erkennen (bzw. so interpretieren), weil es selbst an Angriff denkt. Ein Gedankensystem, zu dem der Gedanke »Angriff« gehört, mit dem ich das Ereignis interpretiere, scheint mir wichtiger zu sein als Gedanken wie Friede, Gesundheit, Glück und Harmonie, mit denen ich ebenfalls das Ereignis interpretieren könnte. Für diese Interpretation brauche ich kein neues Ereignis zu erschaffen. Es müssen auch keine neuen Ereignisse entstehen, auf die ich keinen Einfluss habe. Es muss lediglich mein Gedankensystem bereit sein, das loszulassen, was in mir die feindlichen Interpretationen von Ereignissen rechtfertigt. Alles, was es braucht, ist, anders zu denken – damit die geistigen Möglichkeiten erweitert werden können.

Warum dieser Punkt so wichtig ist, wird im nächsten Kapitel deutlich. Denn: Es reicht nicht, sich Gesundsein nur zu wünschen – wir müssen uns dafür auch *entscheiden!*

Frauen trinken *Heiltee*, *Männer* nehmen lieber *Antibiotika*.

ENTSCHEIDUNG FÜRS GESUND-SEIN

DIE SEELE WILL WAHRHAFTIGKEIT UND KEINE GESCHÄFTEMACHEREI

Der Mensch ist ein sich selbst heilendes Wesen. Wäre dem nicht so, gäbe es nicht die vielen, die ich persönlich als unheilbar kennengelernt habe und die heute – wie ich selbst – wieder gesund sind. Jeder Mensch ist so ausgestattet, dass er seine eigene, direkte Verbindung mit dem Universum in sich trägt. Auch wenn diese Verbindung für die meisten nicht aktiviert ist – die Basis ist dennoch bei jedem vorhanden und kann jederzeit genutzt werden. Dafür sind keinerlei äußere Bedingungen zu erfüllen, das wird Ihnen spätestens nach der Lektüre dieses Buches klar sein. Aber das braucht eine Entscheidung – von Ihnen selbst, und zwar jetzt!

In ähnlicher Form verlangt das sogar das derzeitige Gesundheitssystem von uns: Der aufgeklärte Patient soll nicht nur sich selbst, sondern auch das Gesundheitssystem heilen. Wer fit ins Alter gehen wolle, so fordern die Kassen und die Politik, müsse Verantwortung für die eigene Gesundheit übernehmen. Dafür sollen ja auch die Patientenrechte gestärkt werden und »das alte, autoritäre Arzt-Patienten-Verhältnis in ein partnerschaftlichen Miteinander gewandelt werden«. Ganz gleich, ob Regierung, Ärzteorganisationen oder Krankenkassen: Alle reden auf einmal vom Selbstbestimmungsrecht des Kranken. Hat sich etwa im öffentlichen/politischen Bewusstsein tatsächlich etwas verändert? Kranke wollen sich jedenfalls nicht mehr länger von oben herab behandelt fühlen, sondern fordern, aufgeklärt und gefragt zu werden, welche Therapie der

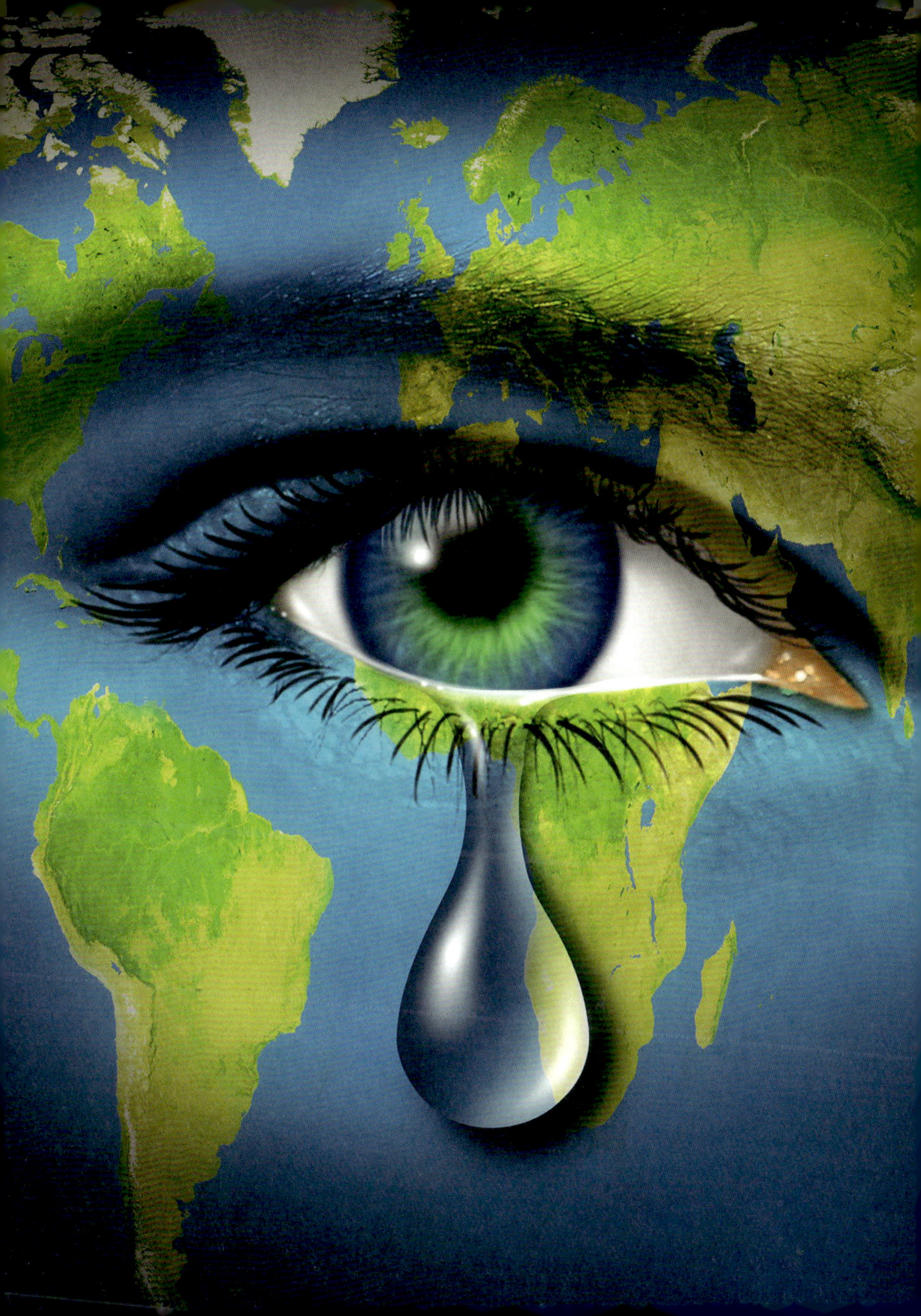

Arzt für sie anwenden will. Das ist für die meisten Ärzte sehr gewöhnungsbedürftig.
Aber wobei soll der Patient eigentlich mitreden? Er hat von Medizin ja keine Ahnung. Inzwischen gibt es zwar Selbsthilfegruppen und das Internet, aber was die Betroffenen dort finden, sind auch nur medizinische Betrachtungen, die ihre Selbstheilungskompetenz nicht fördern, sondern sie oft sogar noch mehr ängstigen. Die Folge: Solange die Prognosen nichts Lebensgefährliches erwarten lassen, verhalten sich die meisten weiterhin passiv und schlucken, was ihnen verschrieben wird.
Warum ist das so? Unser Menschenbild lässt nichts anderes zu. Wir leben nun mal in einem materialistischen Zeitalter. Da lernt man nicht, mit seiner Seele zu kommunizieren. Also kommt man an den ursächlichen geistigen Impuls nicht mehr heran und betreibt ausschließlich Symptom-Bekämpfung. Darauf ist unsere derzeitige Medizin spezialisiert. Dieses Gesundheitssystem aber kostet inzwischen viel Geld, welches die Menschen kaum noch aufbringen. Die Lohn-Nebenkosten fressen sogar die Gewinne der Unternehmen auf, und das Kapital wandert ab in Billiglohnländer ohne solche hohen Krankenkassenbeiträge. Rechnet man nach, warum der Wirtschaftsstandort Deutschland gefährdet ist, dann sind es die in die Lohn-Nebenkosten eingerechneten Arzneimittel. Unser Gesundheitskonzept hat also Auswirkungen auf die gesamte Wirtschaft und damit auf alle Arbeitsplätze.

Ein Gesundheitskonzept, das mit der Selbstheilung bewusst arbeiten würde, wäre für alle eine Erholung. Das Ganze ist aber, wie wir bereits in Kapitel 1 (S. 33 ff.) gesehen haben, in erster Linie eine Frage der Philosophie. Aus diesem Grund müssten auch Mediziner, die Teil der Lösung sein wollen, bereit sein, ihr Menschenbild zu ändern. Es ist gewiss nicht leicht für jemanden, der Medizin studiert hat, den Menschen als ein geistig-seelisches Wesen zu sehen und die Körperlichkeit lediglich als Ausdruck oder Spiegel geistiger Bewusstseinsprozesse. Inzwischen gelingt dies aber immer mehr nachdenklichen Ärzten.

Fortschritt bedeutet, das Vorhandene stärker zu differenzieren. Deshalb verschwindet das Vorhandene auch nicht, im Gegenteil – das Neue geht aus ihm hervor und muss deshalb nicht als etwas Bedrohliches, Fremdes attackiert werden. Der Fortschritt erscheint vielen aber oft zunächst als das Böse, denn er bringt das Vorhandene aus dem Gleichgewicht. Betrachtet man jedoch dieses Vorhandene genauer, dann ist auch das nicht im Gleichgewicht, wie die Mediziner selbst zugeben – es ist nur das Gewohnte. Wenn zum Beispiel jedes Jahr Tausende an den unerwünschten Nebenwirkungen von Tabletten sterben, dann lässt sich das nicht als Gleichgewicht bezeichnen, sondern höchstens als etwas, woran wir uns gewöhnt haben, was wir sozusagen aus Unvermögen in Kauf nehmen. Doch das Schicksal all derer, die an dieser Rückständigkeit sterben, sollte uns Aufforderung genug sein, etwas lernen zu wollen, das unsere Heilungsmöglichkeiten erweitert.

Der Bedarf für einen substanziellen Fortschritt ist angesichts der Probleme, die unser Gesundheitssystem hat, unübersehbar. Hinzu kommt, dass dieses System – wie schon erwähnt – immer schwieriger zu finanzieren ist und Millionen von Menschen arm macht. Angesichts dieser Dringlichkeit sollten es sich Medizin und Wissenschaft nicht länger leisten dürfen, Geld und Anerkennung damit zu verdienen, sich Aufgaben (Forschungsprojekte) zu stellen, die andere längst gelöst haben. Da man aber an Lösungen nicht interessiert ist, die das eigene Business und die hohen Privilegien in Frage stellen, grenzt man solche Lösungen als unwissenschaftlich aus. Mit dem Dogma »wissenschaftlich« wird eine ideologische Mauer gegenüber Philosophien errichtet, die dem Leben weitaus näher stehen als der sogenannte wissenschaftliche Materialismus.

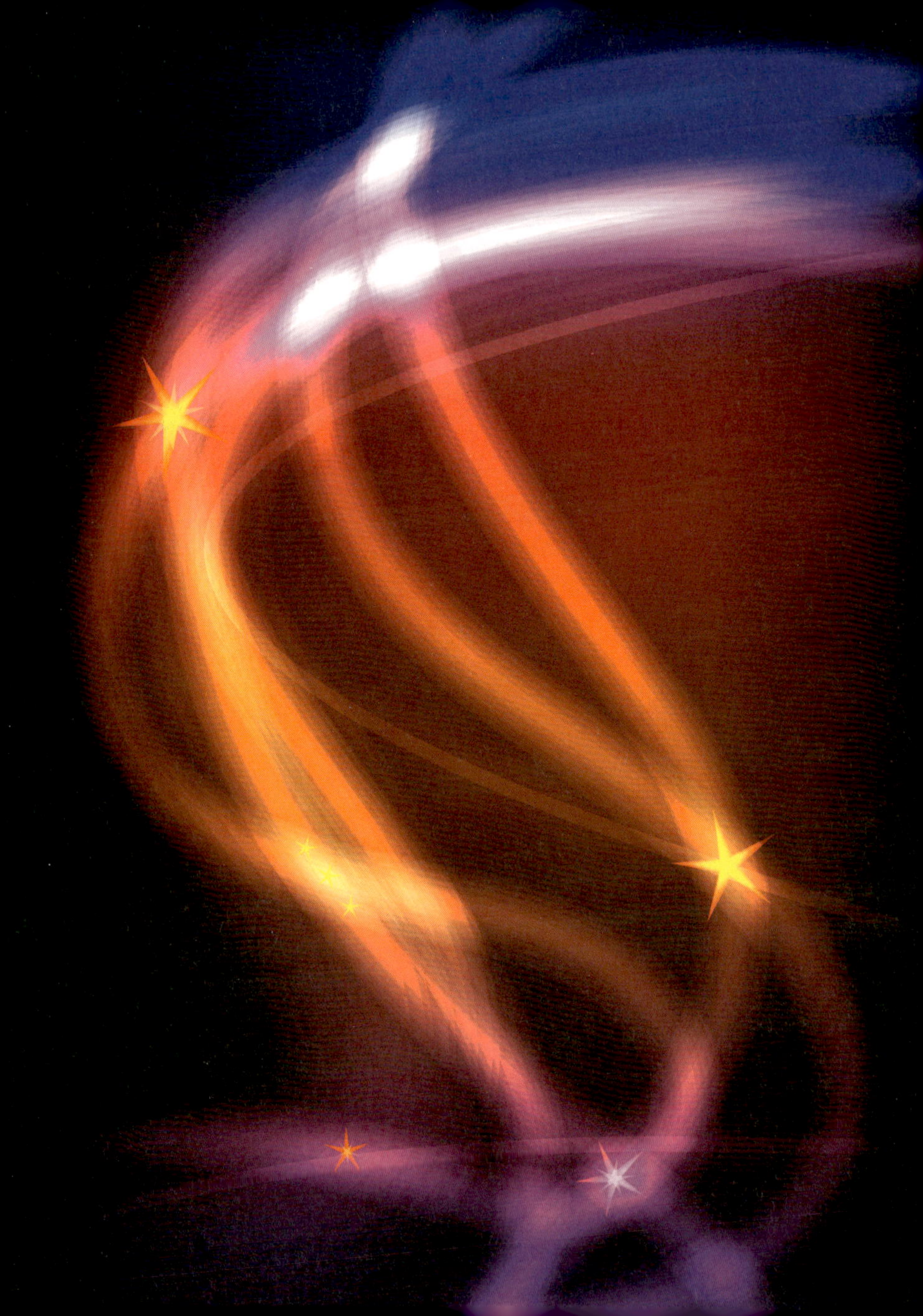

Was macht der Kranke, wenn ihm der Arzt mit seiner scheinbar wissenschaftlichen Betrachtung des Menschen nicht helfen kann? Die meisten gehen dann zum Heilpraktiker oder Homöopathen und schließlich – wenn sie vielleicht auch dort keine Heilung erfahren – wagen viele den Besuch beim Heiler. Aber auch der Heiler bringt für viele oftmals keine Heilung. Wer immer noch nicht aufgibt und sich nicht auf ein Ende in Krankheit einrichten will, entdeckt dann vielleicht das Konzept der Selbstheilung, getreu nach dem Motto: Hilf dir selbst, sonst hilft dir keiner. Diese Entwicklung von der Schulmedizin zur Selbstheilung repräsentiert die schrittweise Veränderung des Menschenbildes im Bewusstsein des Betroffenen. Wie schon erwähnt, geschieht diese Entwicklung oft aus Not und ohne Bewusstsein für die Philosophie, auf der die unterschiedlichen Methoden basieren. Als Betroffener fällt einem lediglich auf, dass die »Vehikel« der einzelnen Methoden von Stufe zu Stufe feinstofflicher werden, bis hin zur reinen Gedankenarbeit ohne jegliche Hilfsmittel.
Ist man einmal so weit gekommen, dass man sich als spirituelles Wesen begreift, dann kann dies jedoch mit derselben bequemen Haltung erfolgen, wie auf der schulmedizinischen Ebene, nämlich ohne Eigenverantwortung. So wie man früher Tabletten eingenommen hat, die die Krankheit irgendwie beseitigen sollten, nimmt man jetzt eine göttliche Energie auf, die ebenfalls die Krankheit irgendwie beseitigen soll. Die geistige Ursache der Krankheit bleibt im Unterbewusstsein verborgen, zumindest verfügt man nicht über die Eigenkompetenz, sich diese bewusst zu machen. Die Gebete bleiben genauso mystisch wie die Tabletten. Die Nebenwirkung der Gebete und der Tabletten bedeutet in beiden Fällen Abhängigkeit.

Gesund ohne Medizin hingegen bedeutet Freiheit durch ursächliche Selbstheilung. Das heißt, wir erkennen nicht nur die geistige Ursache des

Problems oder der Krankheit, sondern auch ihre Botschaft, die wir für unsere Entwicklung aus der Krankheit oder dem Problem für uns gewinnen (siehe Kapitel 3, S. 89 ff.). Auf diese Weise erkennen wir den hohen Wert einer jeden Herausforderung, die eine Krankheit oder ein großes Lebensproblem darstellt. Am Schluss bedanken wir uns sogar für das Leid, das uns zu unserer Entwicklung gezwungen hat.

Jeder von uns kommt ja mit einem ganzen Spektrum an Gefühlen auf die Welt. Selbst wenn wir vorherrschend egoistisch fühlen, kennen wir andere Seiten von uns. Die Frage, welche Seite oder welche Aspekte unseres Gefühlsspektrums wir fördern, ist eine Frage des Bewusstseins.

Solange Selbstheilung jedoch keine Option für das eigene Wohlbefinden, kein Bedürfnis nach Eigeninitiative ist, ist man auf Menschen angewiesen, von denen man glaubt, dass sie besser wissen als man selbst, was für einen gut oder schlecht ist. Diese Vorstellung, immer einen Profi zu brauchen, um gesund und glücklich zu bleiben oder zu werden, ist zum größten Geschäft aller Zeiten geworden. Entsprechend tief ist dieses Bewusstsein in jedem verankert, weshalb wir widerspruchslos akzeptieren, dafür täglich zu arbeiten. Das ist den wenigsten bewusst. Denn dieses Geschäft bedient sich einer automatischen und zwangsweisen Geldbeschaffung in Form von Krankenkassenbeiträgen, die den meisten Menschen von ihrem Lohn abgezogen werden, ohne dass sie dagegen etwas tun können. Inzwischen werden auch die Selbstständigen zwangsweise versichert. Beide Gruppen bilden zusammen 97% der arbeitenden Bevölkerung.

Man tut das auch, wenn man nicht krank ist, angeblich aus Solidarität für die anderen, die kränker sind, als sie es sich leisten könnten. In Wirklichkeit dient dieses Zwangssystem nur der Industrie und ihren Vertretern (sprich Ärzten) dazu, immer und überall kassieren zu können, auch bei denen, die gesund sind. Deshalb darf diese vermeintliche Solidarität nur im Rahmen der herrschenden Ideologie (dem bio-chemischen, mechani-

schen Menschenbild) in Anspruch genommen werden, sonst könnte die Pharmaindustrie kein Geschäft machen. Von Methodenfreiheit kann also keine Rede sein.
Natürlich geht das zu Lasten der Patienten. Häufig sind sie schon so geschwächt und eingeschüchtert, dass sie nicht mehr für ihr gutes Recht eintreten und nach Alternativen suchen können. Sie lassen einfach alles mit sich geschehen – egal was es kostet, egal auch dann, wenn sie durch unzählige Behandlungen nicht unbedingt gesünder, sondern vielleicht sogar kränker werden.

Weshalb sind Menschen bereit, eine solche Last auf sich zu nehmen? Es ist das Geschäft mit der Angst. Dieses Geschäft funktioniert, weil die Angst auf einer Philosophie beruht, die – um es erneut zu betonen – den Menschen als materielles Wesen definiert. Die gigantische Gesundheitsbranche ist daher nur ein Nebenprodukt des herrschenden Materialismus. Sie trägt aber sehr stark dazu bei, den Menschen darin gefangen zu halten. Die Angst, die diesem materialistischen Menschenbild zugrunde liegt, erfasst jeden früher oder später ganz automatisch – auch diejenigen, die durch dieses Menschenbild verdienen.
Fühlen Sie sich nur einmal in die Angst hinein, die Sie überkommt, wenn Sie nicht versichert wären. Um diese Angst zu fühlen, müssen Sie nicht krank sein, sondern nur das mechanische oder biochemische Weltbild verinnerlicht haben. Die gesamte Identität hängt an einem solchen materialistisch geprägten Menschenbild, in der die Seele keinen Platz hat. Identifizieren Sie sich hingegen mit Ihrer Seele (dem individualisierten Großen Geist) und erhalten Sie damit auch Ihre Gesundheit und Ihr Glücklichsein, dann kann Ihnen keiner Angst machen. Ohne die Angst in dem materialistischen Menschenbild würde das ganze Geschäft mit der Krankheit nicht zustande kommen und allen ginge es viel, viel besser.

Ein die Freiheit und Würde des Menschen verachtendes Gesundheitssystem kann nicht weiter bestehen bleiben. Der Aufwand und die Opfer sind zu groß, und auf Dauer kann mit dem materialistischen Menschenbild niemand glücklich und froh werden. Glücklich sein aber will jeder Mensch, deshalb bin ich der festen Überzeugung, dass das materialistische Menschenbild sich wandelt und zwar bereits in einem exponentiellen Tempo. Das Befreiende an diesem Wandlungsprozess des Menschenbildes ist, dass wir nicht von äußeren Bedingungen abhängig sind. Ohne dass diese gesellschaftliche Wandlung stattfinden muss, können wir uns von diesem materialistischen System schon jetzt befreien, denn Selbstheilung kann uns niemand verbieten. Auch die eigene Gesunderhaltung kann letztlich nicht untersagt werden. Die Schwierigkeit dieses Prozesses besteht allein in der Überwindung der eigenen Glaubenssätze. Sein eigener Chef zu werden, ist nie zu früh und kann sofort eingeübt werden.
Der wirkliche und grundlegende Fortschritt für unser Gesundheitswesen bestünde deshalb darin, dass in unserer Gesellschaft damit begonnen würde, Intuition zu schulen. Denn unser gesamtes Bildungssystem – angefangen vom Kindergarten über die Schulen und Berufsausbildung bis hin zur Universität – ist bislang fixiert auf das Training der Ratio, der linken Gehirnhälfte. Doch mit der Ratio oder dem sogenannten Wachbewusstsein gelangen wir nicht an unsere eigene Weisheit und Kompetenz (siehe auch S. 67 ff.). Wenn wir uns selbst heilen wollen und damit das Experiment Menschsein weiterentwickeln, brauchen wir die Ressource *Intuition*. Dafür müssen wir anfangen, auch unsere rechte Gehirnhälfte zu trainieren. Bitte lesen Sie mehr im nächsten Abschnitt.

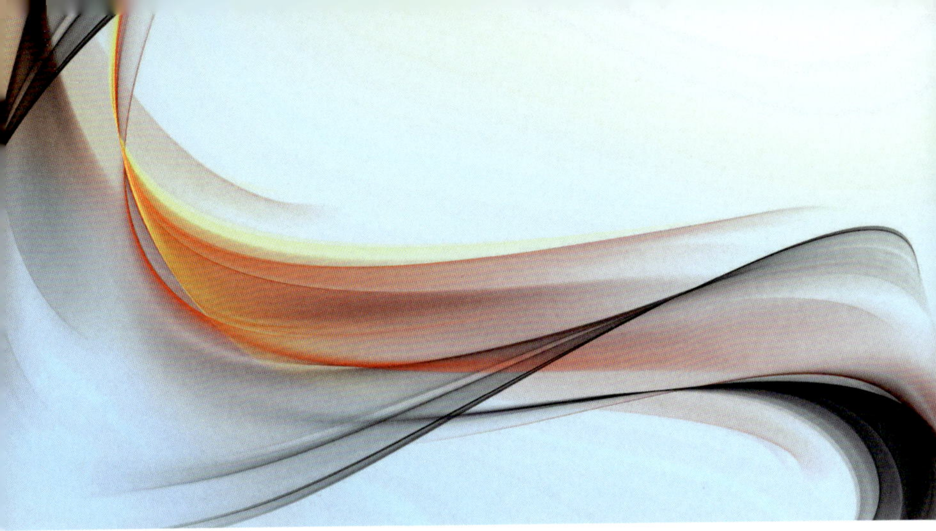

INTUITION – DER KÖNIGSWEG ZUR ERKENNTNIS

Die wertvollste Ressource des Menschen ist seine Intuition. Wir können sie gleichsetzen mit unserer Seele. Intuition besitzt jedes Wesen, auch der Mensch, Männer wie Frauen. Wie schon erwähnt, haben Frauen im Allgemeinen ein besseres Verhältnis zu ihrer Intuition als Männer, das ist gesellschaftlich bedingt. Männer sollen ordentlich funktionieren und nicht etwa anfangen, auf ihren Bauch zu hören. Auf diese Weise arrangiert der Mann sich leichter mit sogenannten Sachzwängen. Jemand, der auf seine Seele hört, lässt sich jedoch nicht so leicht unter Druck setzen. Er weiß, dass er damit seiner Gesundheit keinen Gefallen tut, und die kann ihm niemand ersetzen.

»DAS HAB ICH IM GRIFF.«

Verantwortungsgefühl, Machbarkeitsdenken

Hauptsache, organisiert! Das macht Eindruck, das gibt anderen ein gutes Gefühl, das schafft Vertrauen, das signalisiert: »Bei mir bist du sicher, du kannst dich auf mich verlassen, ich hab alles im Griff.« Männer lassen sich schnell auf diese Haltung ein und identifizieren sich gerne mit einem solchen Image. Kein Wunder, denn vieles von dem wurde ihnen schon in der Erziehung mitgegeben und verschafft ihnen später entsprechende Anerkennung. Taucht eine unvorhergesehene Situation, ein größeres Problem auf, wird diese Haltung eingenommen, ob's stimmt oder nicht, aber »mann« tut auf jeden Fall so. Was einerseits eine lobenswerte Überlebenstaktik ist, kann andererseits in gesundheitlichen Belangen eine ernste Gefahr darstellen.

Warum? Weil Männer mit einer Krankheit vielleicht genauso sachlich umgehen, wie sie es auch für ihre Lebensorganisation gelernt haben. Damit aber verbauen sie sich gegebenenfalls ihren Zugang zu ihrer Intuition, das heißt zu ihrer Seele. Doch nur über sie kann an die Ursache, d.h. an die *geistige* Ursache einer Erkrankung gelangt werden – auf der sachlich-rationalen Ebene ist dies eher problematisch.

Eine sachliche Haltung gegenüber sich selbst oder nahestehenden Personen beginnt im Krankheitsfall oft damit, aufkommende Sorgen und Ängste im Keim zu ersticken mit allem, was die Ratio zu bieten hat. Männer suchen sozusagen die vernünftige Lösung, das heißt die Lösung der Medizin, also des bio-chemischen, materialistisch-mechanischen Menschenbildes. Männer fühlen sich verantwortlich und wollen alles tun, um

die Sache in den Griff zu kriegen. Zumindest glauben sie fest an das Machbare auf dem ihnen bekannten Weg, auch wenn sich das häufig genug als Irrtum herausstellt.
Dieses Denken ist durchaus naheliegend, denn Männer sind eher vertraut mit der linken, der rationalen Gehirnhälfte. Sie üben häufig einen rational geprägten Beruf aus. Sie sind es gewohnt, zum Beispiel mit Maschinen, Zahlen und Fakten umzugehen. Sie sind davon überzeugt, dass vieles, vielleicht sogar *alles* machbar ist, wenn es sein muss.
Was zunächst wie ausgeprägtes Selbstvertrauen klingt, kann jedoch leicht in eine Selbstüberschätzung kippen, wenn die Machbarkeit einzig und allein den materiell geprägten Faktoren zugesprochen wird. Dazu gehört, dass selbstverständlich allen nur denkbaren Untersuchungen zugestimmt wird. Jede Behandlung, wie anstrengend sie auch sein mag, wird durchgezogen (»Mein Arzt hat gesagt …«). Es werden Zahlen und Statistiken bemüht, die der Krankheit X und dem Symptom Y diese oder jene Chancen einräumen. Und selbstverständlich wird bei all dem noch mehr gearbeitet, damit »man« sich beweisen kann, dass alles klappt wie geplant. Dieses Gefühl – besser gesagt, diese Illusion brauchen viele Männer, denn sie können es schlichtweg nicht aushalten, dass die Zukunft offen ist.

Wenn Ihnen dies bekannt vorkommt und sich vielleicht wegen einer aktuellen Situation unterschwellig mehr und mehr Zweifel und Sorgen einstellen, die Sie immer weniger ignorieren können, ist dies die Gelegenheit, um auf andere Weise gegenzusteuern. Nein, dafür müssen Sie keineswegs Ihre Ratio aufgeben (siehe auch S. 25 f.), sondern Sie nutzen sie, um einen Einstieg in einen anderen Bewusstwerdungsprozess zu finden. Und das beginnt damit, dass Sie anderen von Ihren Nöten und Sorgen erzählen! Egal, wie nüchtern und sachlich Sie dies tun – sprechen Sie mit jemandem,

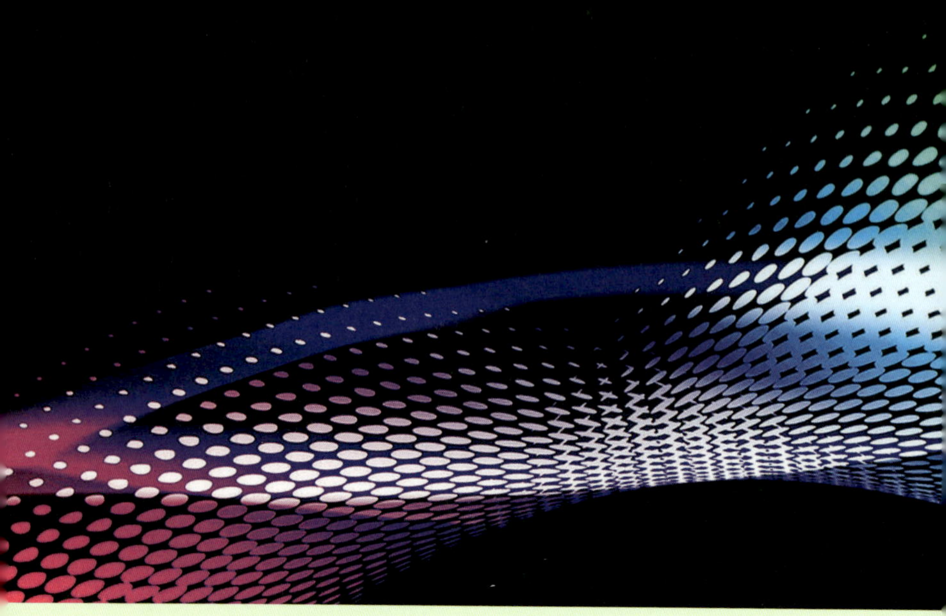

dem Sie vertrauen. Wenn der andere gut zuhört, werden Sie vermutlich auch irgendwann für Ihre Gefühle die passenden Worte finden. Sobald Sie sich mit anderen über Ihren seelischen Zustand und über Ihre Sorgen austauschen, bekommen Sie Gelegenheit, zu reflektieren. Und damit entsteht ein neues Bewusstsein für den Schmerz, die Krankheit, für die zutiefst menschliche Angst vor dem, was sein wird.
Wem der Schritt für den intensiveren Austausch mit anderen noch zu gewagt ist, kann das Gespräch zunächst auch mit sich selbst führen: Im *Seelenschreiben* (Anleitung siehe S. 91 ff.) bekommen Sie dafür den idealen »Sparringspartner« ... Probieren Sie es aus: Wenn Sie nicht nur dem Verstand den Vorzug geben, sondern auch Ihre Seele und damit Ihre Intuition zu Wort kommen lassen, wird sich ein Zuwachs an Bewusstsein einstellen. Auf diese Weise werden Sie möglicherweise auch nicht mehr so stark dem Druck ausgesetzt sein, alles im Griff haben zu müssen. Sie werden sich

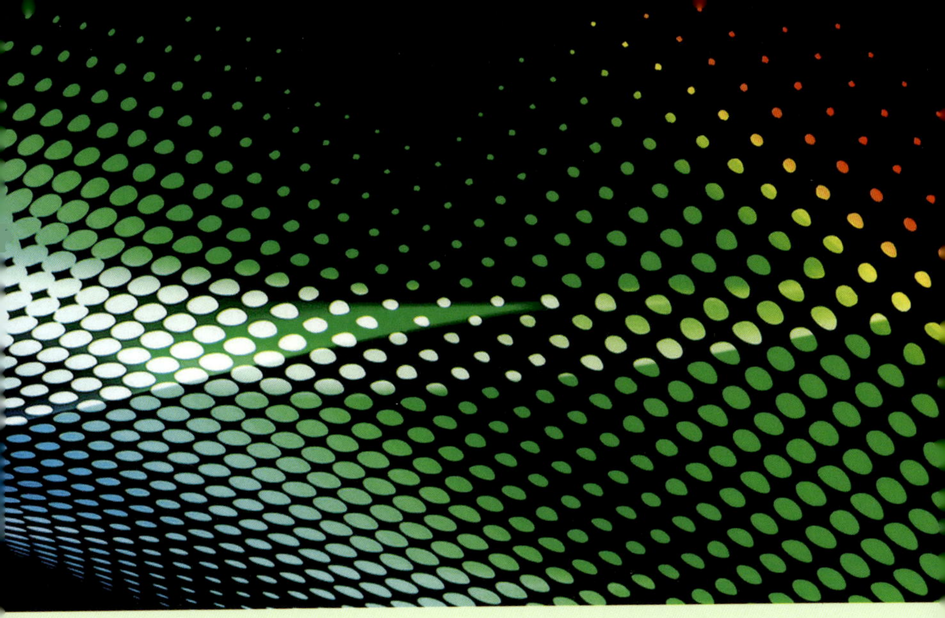

spüren lernen und Ihrer Befindlichkeit mehr und mehr trauen können. Damit steigt auch das Vertrauen in Ihre subjektive Wahrheit. Der Mensch, und damit auch Sie, sind nicht nur ein Fleischklops mit ein paar Knochen, Haaren und Zähnen, sondern darüber steht ein Geist – ohne Anfang und ohne Ende.

Deshalb: Geben Sie ihm das Kommando zurück, denn der Körper ist dem Geist zu 100% nachgeordnet! Seelische Gesundheit ist auch körperliche Gesundheit. Auf dieser Ebene entscheidet sich, wie es Ihnen und Ihren Nächsten geht – denn da geht es um Frieden, Liebe, Geborgenheit und Anerkennung. Und diese Werte hat man nicht im Griff, sie sind nicht »machbar«, sondern wollen gelebt werden. Ihre Intuition wird Ihnen dabei ein wertvoller Kompass und verlässlicher Weggefährte werden und bleiben.

Lernen wir,
ganzheitlich zu denken,
und stellen wir
unsere *Intuition*
über unsere Ratio,
dann gelangen wir
an unsere eigene
Weisheit.

Intuition lernen wir am wirkungsvollsten durch Selbstheilung, denn sie funktioniert mit unserem materialistischen, rein rationalen Bewusstsein nicht. In Selbstheilungsprozessen spüren wir jeden Fortschritt körperlich oder erfahren Heilung durch eine glücklich machende Wirklichkeit, die wir uns selbst erschaffen. Wir lernen, durch unsere Intuition für jede Art von Problemen Lösungen herbeizuführen – sei es für ein Beziehungs-, Geld-, Arbeits- oder ein körperliches Problem, oder sei es die Fähigkeit, zur richtigen Zeit am richtigen Ort zu sein, wie freie Tiere. Dafür brauchen wir hohe Flexibilität und Spürsinn und zwar bald und immer öfter. Die Ressource Intuition ist also viel zu wertvoll, als dass man sie verkümmern lassen könnte.

Wie aber gelingt es uns, kraft unseres freien Geistes eine neue Wirklichkeit zu erschaffen? Ein gutes Beispiel ist der Schauspieler. Er hat immer denselben Körper, spielt aber ständig andere Wesen. Sein Körper, seine Materie scheint – bei einem guten Schauspieler – immer exakt das zu repräsentieren, was er geistig sich vorstellt zu sein. Diese Technik können Sie selbst ebenfalls für jedwede Art von Problemlösung anwenden, also auch auf dem Weg zum Gesundwerden.

Es geht dabei stets um die Hürde, von der materiellen Identität zur geistigen Identität zu wechseln. Wenn Ihnen die geistige Identität Ihres Seins selbstverständlich ist, dann können Sie sich die Rolle, die Sie spielen möchten, aussuchen. Auch solche Rollen, die Ihnen oder anderen zunächst vermessen oder lächerlich erscheinen. Je mehr Sie Ihre Rolle akzeptieren, desto selbstverständlicher füllen Sie sie im Geiste aus – ob Bettler oder König, ob Mörder oder Heiliger, ob Politiker oder Familienvater, ob geschätzter Angestellter oder gut bezahlter Arbeiter: Jeder ist jeder. Mit der »Als-ob«-Haltung können Sie in jede Rolle schlüpfen und dabei Gefühle gewinnen, die Sie in jenem Wesen, das Sie »spielen« bzw. zu sein glauben, noch gar nicht kannten. Frappierend ist es beispielsweise, als Sehender in die Haut eines Blinden zu schlüpfen, und wenn es nur für ein paar Stunden ist. Danach besitzt man eine Erfahrung und Ehrfurcht vor dem Blindsein, wie sie kein Wort, Text oder Film je erreichen könnten.

Die Tatsache, dass wir geistige Wesen sind, besagt aber noch lange nicht, dass wir gute Wesen sind. Es besagt lediglich, dass sich alles geistig Vorstellbare mit genügend Energie auch entsprechend materialisieren, also verwirklichen kann. Am desolaten Zustand der Menschheit sieht man: Was mit Energie gedacht wird, realisiert sich auch.

Der Mensch hat noch nicht begriffen, dass er jeden Moment seine Rolle wechseln kann. Die materiellen Bedingungen dienen dabei nur als Requisiten der gewählten Rolle. Und die Requisiten bestimmen nicht die Rolle, sondern umgekehrt die Rolle die Requisiten. Beispiel: Wenn jemand eine fürchterliche Ehe in Armut lebt, dann ist auch das eine Rolle, die er angenommen hat und ausfüllt. Wäre ihm bewusst, dass er ein geistiges Wesen ist, könnte er sich hinsetzen und eine andere Rolle für sich ausdenken und niederschreiben, die er lieber spielen würde und dabei festlegen, wie seine Mitspieler sich verhalten. Es ist freilich Arbeit, bis man eine solche Rolle konzipiert und sich jede Mitspieler-Rolle überlegt hat und welche Requisiten dazugehören. Aber es ist die beste Methode, um sich aus seinem Elend zu befreien.

Überlegen Sie: Welche Requisiten brauchen Sie, um die Rolle des Glücklichen, des gesunden Menschen vollständig einzunehmen? Und: Sie brauchen für die Kreation Ihrer Rolle ein genaues Drehbuch, damit sie tatsächlich »laufen lernt«. Wie Sie dafür vorgehen, schildere ich im nächsten Kapitel ab S. 121.

Machen Sie sich immer wieder klar: Der Körper (die Materie) ist dem Geist nachgeordnet. Somit sind Sie in der Lage, die neue Wirklichkeit wahrzumachen. Wäre der Geist nicht Chef, wäre die neue Wirklichkeit nicht zu kreieren und das Gesetz der Handlung (Karma) nicht auszuführen. Die geistige Freiheit, sich auszudenken, was man will, ist die Basis für die Freiheit des Lebens mit der Möglichkeit, sein Schicksal selbst zu bestimmen. Das gilt übrigens auch für das Leben im künftigen Leben. Ganz selbstverständlich wird der Gedanke, wenn man das Kontinuum des Geistes anerkennt, von dem ich in Kapitel 1 spreche.

Jede geistige Heilung hängt von der Glaubwürdigkeit der neuen Wirklichkeit ab. Wie ist sie zu erreichen? Da auf der Seelen- bzw. intuitiven Ebene alles jetzt passiert, gibt es auf der mentalen Ebene keine Barrieren von Raum und Zeit. Deshalb formulieren Sie die Umschreibung oder Imagination einer neuen Wirklichkeit immer im Präsens (in der Gegenwartsform) und in wörtlicher Rede – so, wie wir es auch bei der Rekonstruktion des Schmerzbildes machen (siehe dazu Kap. 3, S. 91 ff.).

Um es nochmals zu betonen: Wirklichkeit ist das, was wirkt! Auf der Ebene der Intuition kennen wir beliebig viele Erfahrungen, bei denen die Wirklichkeit eine komplette Illusion ist, aber dennoch wirkt.

Die *KUBYmethode* stellt uns vor eine Aufgabe, die gigantisch ist. Man kann zwar sofort mit ihr beginnen und braucht keinerlei Voraussetzungen dafür, aber man ist mit ihr auch niemals fertig. Wenn wir uns klarmachen, wie viel Energie nötig war, um die Ressource Ratio zu entwickeln, dann stellen wir fest, welch neue Dimension sich mit der Ressource Intuition auftut. Wir müssen sie uns wieder neu erschließen.

Nicht immer stand bei uns die Ratio im Vordergrund: Lange, lange vor uns hatten beispielsweise die arabischen Völker das strukturgebende Gedankensystem der Mathematik entwickelt, da waren wir in Europa noch ganz der Intuition hingegeben – heute ist es umgekehrt. In der Bewusstseinsentwicklung der Menschheit gibt es also eine ständige, großangelegte Pendelbewegung zwischen Ratio und Intuition – das heißt:

zwischen der Schulung der rechten und linken Gehirnhälfte. Wenn wir mit den einseitigen Extremen genug Erfahrungen gemacht haben, besteht die Hoffnung, dass wir eines Tages ganzheitliche Menschen werden, die gleichermaßen rational und intuitiv vorgehen können.

Deshalb setze ich mich dafür ein, die Schulung der Intuition zu fördern (am besten schon von klein auf!), mit der klaren Position, dass dies nicht zu Lasten der Ratio gehen darf. Beides ergänzt sich auf optimale Weise. Die *KUBYmethode* wird für all diejenigen interessant, die auf dem rein rationalen Weg an Grenzen stoßen, oder für solche, die mit dieser Grenze bereits leben wie »Austherapierte«, »für immer chronisch Erkrankte«, »unheilbar, genetisch Behinderte«, »Erb-Geschädigte« etc. Jeder Mensch besitzt einen Freiheitsdrang und seine Würde. Schon diese beiden Motive reichen aus, um seinen Handlungsspielraum erweitern zu wollen. Mit der *KUBYmethode* erhalten Sie eine Gesundheitsphilosophie, die die Grenzen des rationalen, materialistischen Ansatzes erweitert und Bereiche findet, in denen Freiheit und Würde voll zum Tragen kommen.

Unsere Seele ist geduldig, so unglaublich geduldig – bis sie unüberhörbar wird, indem sich das bisherige ungesunde Lebenskonzept massiv physisch bemerkbar macht. Doch so weit sollte man es nicht kommen lassen. Lernen wir, unser Seeleninteresse so früh wahrzunehmen und umzusetzen, dass die Seele sich nicht erst durch schmerzhafte Erfahrungen Gehör zu verschaffen braucht. Wir wollen ja unseren Körper eines Tages gesund und frohen Mutes verlassen. Wenn wir in diesem Leben den Kontakt zu unserer Seele nicht aufnehmen, meldet sie sich im nächsten Leben wieder. Irgendwann werden wir lernen, auf sie hören. Am besten jetzt.

DIE EIGENE KOMPETENZ ANERKENNEN UND EINSETZEN

Wenn Menschen gefragt werden, was ihnen das Wichtigste im Leben ist, antworten etwa 80% der Bevölkerung: »Gesundheit«. Zugleich aber haben sie in dieser Frage die niedrigste Kompetenz. Das heißt, trotz aller Appelle der Gesundheitspolitiker sind die Menschen nicht in der Lage, Eigenverantwortung zu übernehmen – sie wissen schlichtweg nicht wie. Mit dem allseits propagierten, herrschenden Menschenbild ist dies auch nicht möglich (siehe S. 33 ff.). Unser größtes Projekt sollte es deshalb sein, unser Menschenbild zu ändern, das wir in uns tragen. Wie schon erwähnt, ist es aufgrund unserer Epoche materialistisch geprägt. Aber wir merken immer öfter, dass sich mit diesem Bild viele Ziele nicht erreichen lassen, wie zum Beispiel das Ziel, gesund und glücklich zu sein und auch so zu sterben.

Eigenverantwortung braucht Kompetenz, um Taten folgen zu lassen. Mit dem Bewusstsein, ein mechanisches und biochemisches Wesen zu sein, müsste man selbst Arzt sein, um Eigenverantwortung auszuüben. Aber Chirurgen operieren sich auch nicht selbst, und Ärzte sind genauso krank wie ihre Patienten. Eine wirklich gelebte Eigenverantwortung braucht ein Menschenbild, mit dem man sein eigener Chef sein kann und nicht geplagt wird von Vergänglichkeitsängsten.

Betrachtet man sein materialistisches, biochemisches Sein auch nur eine Stufe feiner, das heißt weniger grobstofflich, dann sind wir schon bei den

Emotionen – und diese führen uns sofort weg von der Medizin. Beispielsweise ist so etwas wie die Angst vorm Sterben, womit die Medizin ihr Geschäft ständig antreibt, keine medizinische Angelegenheit, sondern eine rein philosophische. Genau deshalb ist es erforderlich, sein Menschenbild zu verändern. Besitzen Sie ein Menschenbild, in dem es keinen Grund für die Angst vor dem Sterben gibt, sind Sie von der Medizin nicht mehr erpressbar.

Die Philosophie entscheidet über das Menschenbild, mit dem wir uns durchs Leben bewegen. Man braucht eine Philosophie, nach der man nicht nur gut lebt, sondern auch gut stirbt. Das aber sollte sich nicht erst angesichts des Todes herausstellen, sondern schon jetzt, solange noch Zeit ist, aktiv am eigenen Wandel zu arbeiten. Man braucht nicht zu warten, bis man Schmerzen hat. Die Vorteile eines mehr feinstofflichen bis seelisch-geistigen Menschenbildes lassen sich auch ohne Krankheit ernten (siehe auch Kapitel 1, S. 33 ff.) Man muss nicht erst austherapiert sein, um von der Todesangst dazu gezwungen zu werden, sein Bewusstsein zu erweitern, weil alle materiellen Interventionsmöglichkeiten ausgeschöpft sind.

Mit dem Wandel Ihres Menschenbildes können Sie sofort beginnen. Wer sich wandeln will, muss zunächst wissen, wo er sich derzeit befindet, sonst spürt er die Veränderung nicht und weiß nicht, wo er beginnen soll. Vielleicht ist einem nicht mal klar, durch welche Brille man sich und die Welt betrachtet, das heißt, welches Bewusstsein man zurzeit besitzt. Man wird sich dessen meist nur rückblickend bewusst. Erst wenn man ein neues Verhalten praktiziert, wird einem klar, auf Grund welchen Bewusstseins man sich vorher verhalten hat. Wollen wir uns aber bewusst weiterentwickeln, lohnt es sich, zunächst eine Bestandsaufnahme des Ist-Zustandes zu machen.

Dafür genügt ein Blick in den Arzneischrank. Alles, was sich darin befindet, repräsentiert das materialistische biochemische Menschenbild – egal wie spirituell man sonst schon ausgerichtet ist. Alle diese Medikamente erhalten ihren Sinn nur dadurch, dass zumindest ein Teil des eigenen Denkens so weit an sie glaubt, wie man sich selbst bzw. seine Zellen als eine Art chemisches Labor betrachtet, in dem Substanzen gemixt und kombiniert werden, damit sie das Befinden regulieren. Mit diesem Menschenbild wird der Glaube bedient, dass Denkprozesse (geistige Tätigkeiten) und chemische Prozesse losgelöst voneinander geschehen könnten.

Zu dieser Vorstellung kommt hinzu, dass sie meist auch noch die Annahme beinhaltet, chemische Prozesse seien den geistigen Prozessen (dem Denken) übergeordnet, das heißt, dass die Chemie im Körper unabhängig vom Denken wirkt. Das gibt dem materialistischen und dem dazugehörigen chemischen Menschenbild eine enorme Position in der Hierarchie des eigenen Seins. Doch wenn das Denken der Chemie untergeordnet sein soll – wer wäre dann der Chef der Chemie?

Jede Bewusstseinserweiterung erfordert Mut, und dieser ist wiederum eine Frage des Charakters. Unser Charakter ist geprägt von dem Welt- und Menschenbild, das unsere Bildung vertritt, die wir zu Hause, in der Schule und danach genossen haben. Mit dem herrschenden Menschenbild jedoch, welches unsere Bildung vermittelt, fahren wir die Evolution an die Wand. Das führt zu vielen Opfern. Man muss aber nicht dazugehören, wenn man sein Bewusstsein entwickelt.

Und dorthin gibt es unendlich viele Wege. Der am meisten genommene Weg ist der über die eigenen Schmerzen. Theoretisch gelangt man nur schwer zu einem anderen Glaubenskonzept. Jeder Mensch hat das vehemente Interesse, von seinen Schmerzen befreit zu werden. Will er dabei auch seine Würde und Freiheit bewahren, dann heißt das: *sich selbst* von seinen Schmerzen zu befreien. Manche kommen zu diesem Standpunkt aber erst, wenn andere ihnen mit ihrer Vorgehensweise (Philosophie) nicht mehr helfen können und die Schmerzen nicht mehr hinzunehmen sind. In diesem Moment dämmert vielleicht die Erkenntnis, dass es an der Philosophie liegen könnte oder sogar liegen muss, wenn alle bisher begangenen Wege nicht zum Glück führen.

Manche glauben ja, wenn sie eine Krankheit haben wie viele andere, dann müsste auch die Behandlung die gleiche sein. Dass jeder Mensch ein einzigartiges Wesen ist und deshalb eine Behandlung differenziert, nämlich seinem Entwicklungsstand entsprechend erfolgen muss, wird dabei meist außer Acht gelassen. Betrachtet man im geistig-seelischen Menschenbild Krankheit nicht als Missgeschick, Zufall oder Fehler im System, sondern als »Entwicklungshilfe«, dann geht es nur darum, die Botschaft zu hören, die einem die Krankheit, das Problem für die eigene Entwicklung geben möchte.

Ein ganz wichtiger Aspekt dieser Botschaft aber ist, in jedem Fall die Lebensweise zu korrigieren, denn das derzeitige Verhalten tut weh und verursacht Probleme. So einfach ist die Philosophie des geistig-seelischen Menschenbildes. Schmerzen oder drückende Probleme zeigen Ihnen: Sie sind nicht auf dem richtigen Weg zum Gipfel des Glücks (oder besser gesagt: zum Gipfel *Ihres* Glücks), denn es gibt ja nicht nur einen für alle Menschen. So groß kann eine Gipfelplattform gar nicht sein. Es geht stets um den persönlichen Gipfel des Glücks, und der ist so einzigartig, wie Sie selbst sind.

»ABER EINER MUSS SICH DOCH DRUM KÜMMERN!«

Der Fürsorge-Tick, Dominanz im Mäntelchen

Ganz früh mit den Puppen fängt es an: Sie werden gehätschelt und gepflegt, stolz präsentiert und wie ein Augapfel gehütet – ohne die »Mama« geht nichts. Die jahrelang praktizierte kindliche Fürsorge, dieses »Lernen fürs Leben«, setzt sich selbstverständlich auch im Erwachsenenalter fort. Das »Sich-drum-Kümmern« wird auf unterschiedlichste Alltagsbereiche übertragen, es wird zum Selbstzweck, zum Lebenssinn. Frauen kümmern sich – sowohl privat als auch beruflich – gern darum, dass es allen rundum gut geht, dass »der Laden läuft«. Natürlich bestätigen Ausnahmen immer wieder die Regel, aber die meisten Frauen folgen zielsicher diesem Fürsorge-Instinkt und ihrer Fähigkeit, empathisch und vorausschauend zu handeln. Das mag evolutionär bedingt klug eingefädelt sein und nach wie vor seinen Sinn machen. So weit, so gut.

Problematisch aber wird es, wenn diese weibliche Fähigkeit übers Ziel hinausschießt, und wenn die altruistischen Motive noch andere, verschleierte Aspekte mit sich führen. Wer meint, sich immer um alles kümmern zu müssen, kann seine Beweggründe einmal genauer unter die Lupe nehmen und herausfinden, was möglicherweise noch dahintersteckt. Man muss nicht erst warten, bis man unzufrieden, frustriert und erschöpft ist. Sollten Sie sich in einer solchen oder ähnlichen Situation befinden, stellen Sie sich probehalber einfach folgende Fragen: Wie fühle ich mich, wenn ich mir zwischendurch öfter mal mehr Pausen gönne? – Werde ich un-

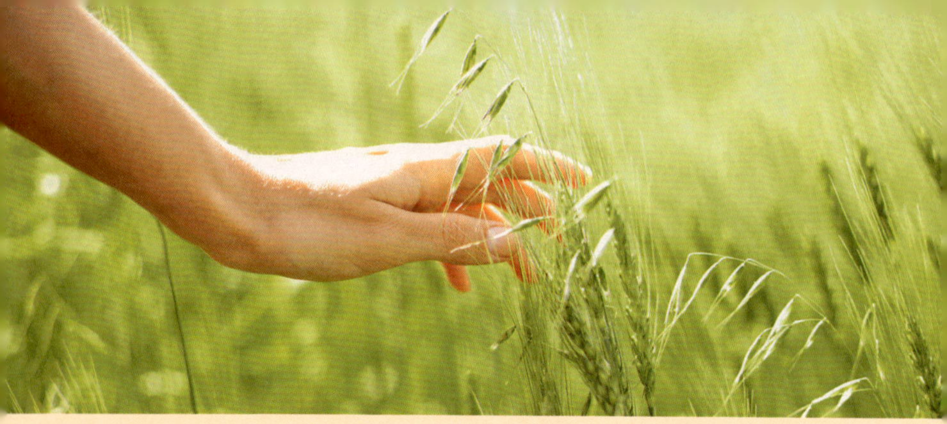

ruhig bei dem Gedanken, dass sich auch mal jemand anderes z.B. um Haus und Garten, um das berufliche Projekt, die Organisation der geplanten Fete, um die Kinder, den vielleicht pflegebedürftigen Angehörigen kümmert? – Wer erwartet ganz konkret von mir, dass ich mich rund um die Uhr einsetze, oder gehe ich einfach nur davon aus? – So oder ähnlich.

Andere wiederum blühen bei ihrem Volleinsatz für andere regelrecht auf, tanken dadurch jede Menge Energie und kämen niemals auf den Gedanken, dass sie da was übertreiben könnten; so lange jedenfalls, bis vielleicht im Umfeld Spannungen auftauchen, bis die eigene Seele einen mit Symptomen unangenehmer Art ausbremst oder bis sich sogar offene Konflikte zeigen, die das eigene Engagement arg in Bedrängnis bringen.

Fragen Sie sich: Hat mein Einsatz das richtige Maß für mich und die anderen? – Überfordere ich meine Mitmenschen und mich mit meiner Power? – Beschneide ich möglicherweise ein Stück Freiheit für den anderen, weil ich meine, dass ich am besten weiß, was gut für ihn ist? – So oder ähnlich.

Mitmenschlichkeit und Selbstlosigkeit sind ganz sicher unverzichtbare Eigenschaften für ein harmonisches Zusammenleben. Sie können jedoch zur Falle werden, wenn sich dahinter Machtansprüche verbergen, die quasi über die Hintertür geltend gemacht werden: »Gib mal her, ich mach das schon.« Was so hilfsbereit klingt, kann aber auch Dominanz verraten, um andere abhängig zu machen. Es ist die Denke: »Ohne mich läuft's ja sowieso schief und endet im Chaos.« Eine andere beliebte Äußerung lautet: »Ist das der Dank, nach allem, was ich für dich getan habe?« Wer so die moralische Keule schwingt, muss sich die Frage gefallen lassen, ob er wirklich selbstlos handelt oder aber seinen Machtgelüsten geschickt ein Mäntelchen umhängt ...

Das geschilderte Verhalten ist natürlich auch bei vielen Männern anzutreffen. Doch Frauen sind im Allgemeinen fürsorglicher, und deshalb verpacken sie ihre Ego-Interessen in einer solch früh eingeübten Tugend. Zu viel Fürsorge kann andere einengen und unfrei machen. Und wer zu oft »Opfer« bringt, läuft leicht Gefahr, sich selbst zu vergessen – die ureigenen Bedürfnisse, Ziele und Träume. Vermutlich hat die Seele zu diesem Zeitpunkt schon etliche Signale gesendet, die aber geflissentlich überhört wurden. Denn ein »Gutmensch« hat schließlich zu tun ... Richtig aufwachen tun manche erst, wenn sie krank werden. Spätestens dann aber sollten für »Mutter Teresa« die Alarmglocken läuten und sie ihre eigenen Belange stärker in den Vordergrund stellen.

Mit dem *Seelenschreiben* (S. 82 ff.) können Sie sicherlich mehr über Ihre Beweggründe erfahren und über das, was durch Ihre Selbstlosigkeit vielleicht zu kurz kommt im Leben. Das aber verlangt zunächst eine Entscheidung: nämlich für sich selbst! Wenn Sie sich für unabkömmlich halten, in erster Linie für andere da sind und höchstens in zweiter oder dritter Linie für sich selbst, ist dies die wichtigste Voraussetzung für Veränderung und Selbstheilung. Sie beginnt mit dem Mut zum Andersdenken. Damit und mit Ihrer Intuition werden Sie viel über Ihren Lebenssinn herausfinden. Machen Sie sich auf, sich selbst wieder mehr Zuneigung zu gönnen. Lassen Sie Fürsorge walten – aber nicht nur für andere, sondern nun auch für sich selbst. Kümmern Sie sich um sich!

Um es nochmals zu betonen: Es gibt keine allgemeinen Krankheiten. Jeder Mensch macht seine individuelle, persönliche Entwicklung. Da diese nie stehenbleibt, dürfen auch wir nicht stehenbleiben, sonst werden wir krank. Setzen wir unsere Entwicklung fort, sind wir wieder gesund (bis wir bei der nächsten Gelegenheit erneut unseren Weg verlieren). Je aufmerksamer wir die eigene Entwicklung hin zu unserem Gipfel des Glücks fördern, desto harmloser sind auch die Krankheiten (Kurskorrekturen), die wir zu erleiden haben.

Wenn wir besonders aufmerksam werden, sterben wir gesund und fröhlich, denn wir freuen uns auf unser nächstes Werkzeug (den Körper), mit dem wir noch mal ganz andere Erfahrungen machen können, als mit unserem gegenwärtigen Werkzeug. Wir lieben neue Erfahrungen und wissen, dass wir mit einem männlichen Körper auch nur männliche Erfahrungen machen können. Will also ein Mann die Erfahrungen einer Frau machen, muss er seinen Körper verlassen. Und je genauer er sich seine nächste Erfahrung wünscht, desto leichter stirbt es sich.

Ich selbst zum Beispiel habe ganz bewusst keine Rente eingezahlt, weil ich mir keine Siechenzeit finanziere. Sobald mein derzeitiges Werkzeug Körper ausgedient hat, gebe ich es ab und kreiere mir ein neues gemäß meinen Wünschen. Beim letzten Mal hat der Wechsel schon sehr gut geklappt. Ich habe nur Schönes erlebt, sogar der Sturz vom Dach war letztlich WUNDER-bar. Denn ich war keine Sekunde ohne Bewusstsein und keine Sekunde depressiv. Auf die Diagnose »Rollstuhl lebenslänglich« habe ich gar nicht reagiert. Das haben mir zwar ein paar Leute übelgenommen, aber auch darauf reagierte ich nicht. Zwar wusste ich ja nie, wie es mit mir weitergehen würde, aber ich habe auch das bewusst offen gelassen. Und siehe da – nach einem Jahr konnte ich die Querschnittsklinik auf zwei Beinen verlassen und drehte nur noch sogenannte spirituelle Filme, wodurch ich selbst viele spirituelle Erfahrungen machen durfte. Bis zum heutigen Tag lebe ich von Bewusstseinsarbeit durch Filme, Seminare und Vorträge. Das war bereits meine Absicht bei meinem letzten Tod. Und im nächsten Leben? Schauen wir mal ...

Und Sie? Welche Entwicklung verlangt Ihre Krankheit, Ihr Problem (sagen wir doch besser »Projekt«) von Ihnen? Schreiben Sie auf, wann Sie das letzte Mal gemäß Ihrer Seele entschieden haben. Ihre Seele kennt Ihren gesamten Weg zum Gipfel Ihres Glücks. Folgen Sie jedoch Ihrer Seele nicht, wird sie Ihnen Botschaften schicken – und da ist es nur die Frage, wie schwerhörig Sie sind. So laut die Seele nach Ihnen rufen muss, so stark ist das Leid, das Sie erfahren. Also: Hören Sie wieder auf Ihre Seele, um gesund zu werden. Was Sie finden werden, ist immer nur Ihres, Ihr ganz Eigenes. Egal wie viele andere Menschen (Wesen) in derselben Situation waren: Hier geht es nur um Ihre subjektive Wahrheit, und die muss geheilt werden. Verschwenden Sie keine Zeit mit allgemeinen Interpretationen und Deutungen. Sobald Sie das heilen, was Sie persönlich verletzt hat, sind Sie wieder in der Liebe, das heißt in die harmonische Schwingung des Universums eingebettet.

Albert Einstein sagte: »Gott würfelt nicht.« Damit drückte er aus, dass es in diesem Universum keinen Zufall gibt. Das Gesetz von Ursache und Wirkung gilt universell und ausnahmslos. Niemand wird »zufällig« krank oder gerät zufällig in einen Unfall. Die Ursache Ihrer Krankheit liegt immer in einem bisher ungelösten Konflikt, der übrigens oft noch nicht einmal in diesem Leben stattgefunden zu haben braucht, sondern in einem früheren auftrat. Aber machen Sie sich keine Sorgen: Wenn Sie Ihrer Seele vertrauen, kommt dieser Konflikt über entsprechende innere Bilder ganz von allein wieder ins Bewusstsein.

Wir dürfen nun der Ratio nicht erlauben, sie wegzuwischen oder sie uns aus ideologischen Gründen zu verbieten. Natürlich kann es passieren –

und leider sogar sehr oft –, dass wir die Ursache einer Wirkung nicht (sofort) erkennen. Deshalb aber zu behaupten, für das Phänomen (die Wirkung) gäbe es keine Ursache, ist Unsinn. Es muss dann eben so lange geforscht werden, bis wir auf die entscheidende Erkenntnis stoßen.
Auch Materialisten kennen und akzeptieren das Gesetz von Ursache und Wirkung, doch sie akzeptieren dabei keine geistigen Ursachen. Ihr Denken setzt erst ein, wenn sich bereits etwas materialisiert hat. Geistige Ursachen werden verneint oder in den Bereich der Spekulation verwiesen. Das materialistische Argument lautet, der eine habe ein besseres Immunsystem als der andere. »Immunsystem« ist im wissenschaftlichen Sinne aber eine ebenso unbeweisbare Kategorie wie »Seele«. Bei beiden Begriffen handelt es sich lediglich um Hypothesen. Für deren Evidenz stellt man eine Kausalität her, die sich selbst bestätigt, weil sie auf nichts fußt, was man mit unseren fünf Sinnen wahrnehmen könnte. Es kommt also nicht darauf an, ob etwas objektiv existiert (so etwas gibt es ohnehin nicht), sondern nur darauf, ob der Begriff eine Struktur, und damit einen Handlungsspielraum bietet, mit dem eine bestimmte Entwicklung möglich ist.

Wie ich in diesem Buch bereits deutlich gemacht habe, bietet in der Entwicklung zur Heilung der Begriff »Seele« wesentlich mehr Möglichkeiten als der Begriff »Immunsystem«. Denn die Seele besitzt weitaus größere Fähigkeiten; außerdem fällt es leichter, mit der Seele zu kommunizieren als mit dem Immunsystem, weil die Seele sich gerne personalisieren lässt. Als seelisches Wesen sind Sie Teil des Großen Geistes (siehe S. 17), demnach Teil des Universums oder Gott, also sind Sie ein göttliches Wesen. Wir alle sind es, und deshalb sind wir nicht getrennt von dem alles umfassenden Geist, auch dann nicht, wenn wir uns allein fühlen. Allein heißt nämlich, wir sind mit dem *All* ein, also allein.

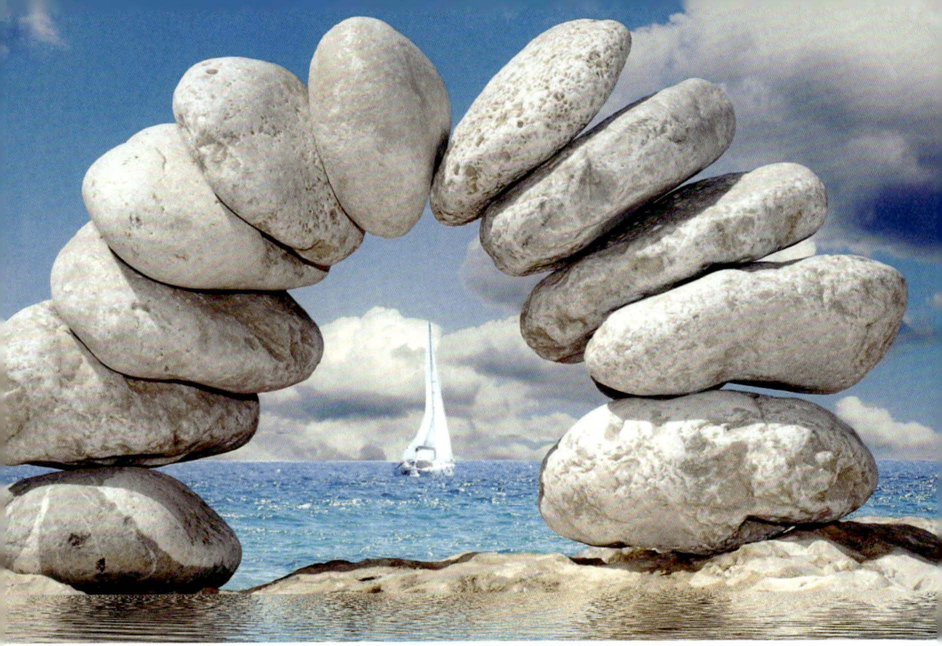

Auch wenn wir dem bisher Gesagten zustimmen: Unter Druck (Krankheit kann großen Druck ausüben) fallen wir meist in unser gewohntes, materialistisches Menschenbild zurück. Wir hoffen auf mechanische, biochemische Maßnahmen und schließlich verlangen wir (wieder) danach, in der Hoffnung, damit unser Leid zu lindern.

Um in Selbstverantwortung mit den Schmerzen und dem Leid umzugehen, wäre es zunächst wichtig, sich auch in einem solchen Zustand vollkommen klarzumachen, dass alles, was sich materialisiert, einen geistigen Ursprung hat. Um eigenständig und kompetent mit Schmerzen und Anomalien umzugehen, brauchen wir eine glaubhafte, überzeugende philosophische Grundlage, mit der wir uns auf geistigem Wege wieder aus dem Leid herausholen können. Die Synapsen im Gehirn werden vom persönlichen Glaubenssystem gebildet. Solange dies nicht stark genug ist, bleibt

auch die Synapsenbildung zögerlich, und auf die körperliche Wirkung der mentalen Arbeit wartet man vergeblich.
Machen Sie sich also daran, den Kern Ihrer Überzeugung zu untersuchen. In der *KUBYmethode* geht es darum, dass Sie sich selbst zu Ihrem ersten Berater machen. Da niemand Sie besser kennt als Sie sich selbst, entwickeln Sie mit dieser Methode eine Systematik, mit der Sie an Ihr tiefstes Wissen über sich selbst gelangen. Für diese Systematik wird unter anderem der strukturgebende Begriff »Seele« verwandt, wie Sie ihn in diesem Buch nun schon kennengelernt haben (siehe auch »Intuition«, S. 57 ff.).

Sobald Sie dieses strukturgebende Modell anerkennen und einsetzen, werden Sie merken, dass noch etwas anderes zum Selbstheilungsprozess gehört: der Wille, jetzt und sofort gesünder, glücklicher leben zu wollen und dafür die Verantwortung zu übernehmen. Gleichzeitig erkennen Sie damit auf hervorragende Weise Ihre eigene Kompetenz an. Solche Entschlüsse können in jeder Lage gefasst werden. Sie brauchen keine besonderen Umstände, auch dann nicht, wenn man sich bereits vollständig in die Hände der Materialisten gegeben hat.
Wie kann ein solcher Entschluss ausgedrückt werden? Einige Beispiele: Formulieren Sie, was Sie sein möchten: Sagen Sie es laut und schreiben Sie es auf. Sie können den Entschluss auch singen, statt ihn nur zu sprechen; Sie können ihn malen, statt ihn nur zu schreiben, und Sie können ihn tanzen, statt ihn nur zu singen: »Ich bin ein geistiges, mich selbst liebendes und selbst heilendes Wesen.« Mit einer solchen Affirmation geben Sie Ihrem Bewusstseinswandel einen Schubs, der Sie auf weitere Ideen bringt. Noch mehr über die vielfältigen Möglichkeiten, mit seiner Seele zu kommunizieren, erfahren Sie im nächsten Kapitel.

Ein *Mann*, der *tanzend* sein Becken schwingt, und eine *Frau*, die vor vielen Menschen ihre *Meinung* sagt, sind Entwicklungsschritte, die der Seele Freude machen.

3 DIE KUBYMETHODE

DAS SEELENSCHREIBEN

In diesem Kapitel werden Sie nun die Praxis der Selbstheilung näher kennenlernen und auch praktische Erfahrungen machen können. Ein zentrales Element der *KUBYmethode* ist das *Seelenschreiben®*, dessen Anwendung Sie ab Seite 91 detailliert vorfinden.

Begleitend dazu sind auch andere Elemente wichtig, sodass der Prozess in drei Stufen gegliedert werden kann:

- Tiefenatmung (zur Vorbereitung, Verstärkung des Alpha-Zustandes)
- Ursachenforschung (intuitiv, schriftlich)
- Seelenschreiben (chronologisch, incl. Auflösung des Schmerzbildes und seine *Um*schreibung)

Tiefenatmung

Ideal zur Vorbereitung auf das Seelenschreiben ist die Tiefenatmung-Übung. Damit können Sie in jeder Lage den sogenannten *Alpha-Zustand* herstellen: Es handelt sich dabei um den Zustand zwischen Wachbewusstsein und Schlafphase, um eine Art Dämmerzustand, in dem die Aktivität des Gehirns in einem Frequenzbereich zwischen 7 und 14 Hz liegt. Auch zwischendurch, wenn einen der Prozess zu sehr mitnimmt, legt man mit der folgenden Übung eine bewusste Atempause ein: Zuvor sorgen Sie aber bitte dafür, dass Sie für eine ganze Weile ungestört sind, Stift und Papier zur Hand haben (oder auch ein elektronisches Schreibgerät), und dann geht es los:

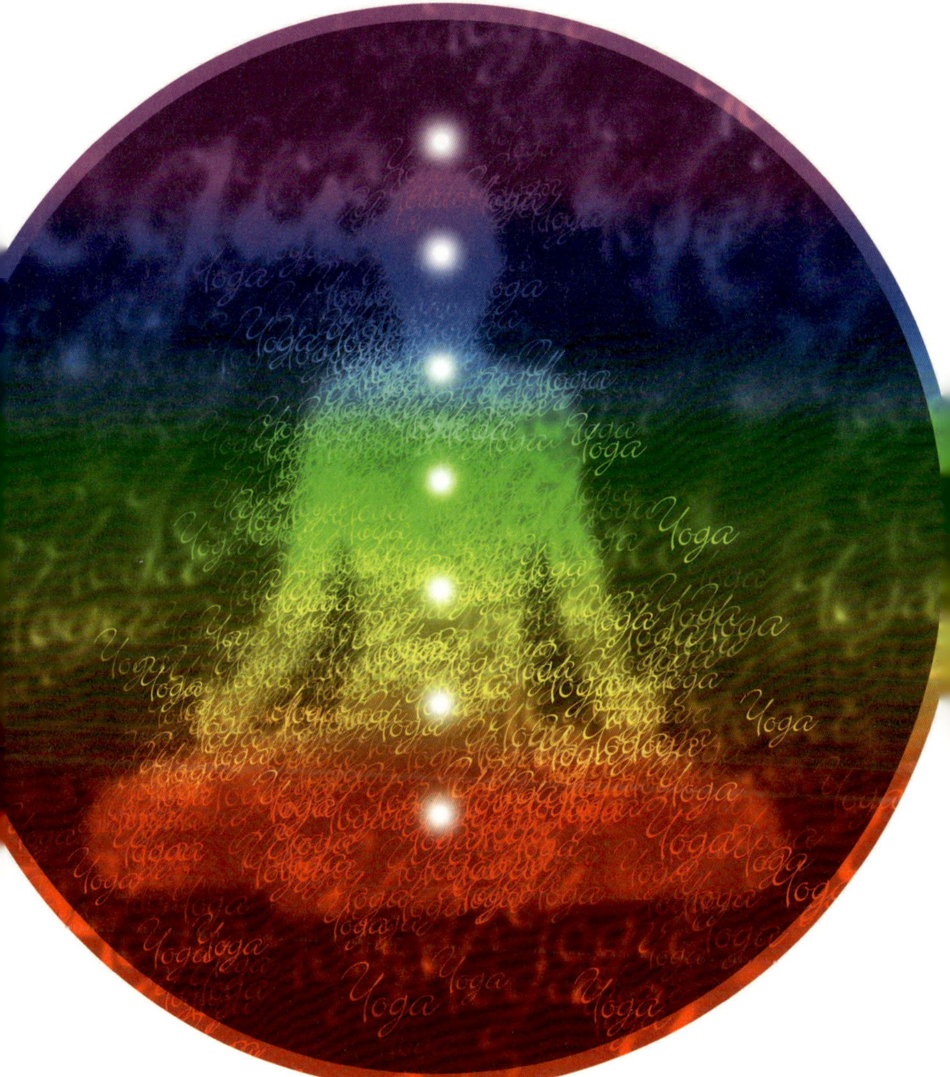

Legen Sie eine Hand entspannt und locker auf den Unterbauch, sodass der Daumen auf dem Bauchnabel liegt. Beim Einatmen sollte sich die Hand auf dem Unterbauch heben. Ist der Unterbauch wie ein Luftballon gut gefüllt, lassen Sie die Luft durch den leicht geöffneten Mund hörbar wieder entweichen. Um die Luftsäule zu spüren, können Sie mit der Hand den Unterbauch »ausdrücken«, gegebenenfalls ruckartig, wenn diese Verbindung zwischen Unterbauch und geöffnetem Ventil (Mund) noch nicht gut funktioniert. Sie erkennen dies daran, dass sich beim Einatmen die Brust und sogar die Schultern noch bewegen. Bei der Tiefenatmung bleibt dieser Bereich vollkommen ruhig und entspannt.

Lockern Sie bei Bedarf eventuell auch noch ein wenig die Kleidung um Taille und Hüften, damit die Atmung frei und ungehindert fließen kann. Kreuzen Sie dabei weder Arme noch Beine. Hilfreich ist es, wenn Sie sich vorstellen, dass Sie die Luft über die Fußsohlen einsaugen. Dadurch fühlen Sie sich mehr geerdet und lenken den Atem deutlicher in den unteren Bauchbereich.

Ganz gleich, womit Sie sich innerlich gerade beschäftigen: Lenken Sie Ihre Gedanken immer wieder diszipliniert zur bewussten Atmung, dafür atmen Sie hörbar aus. Atmen Sie ruhig und langsam, ohne sich dabei anzustrengen. Bei dieser entspannten Atmung dauert das Ausatmen vielfach länger als das Einatmen. Wenn der Unterbauch gut, aber locker gefüllt ist, wird die Luft nicht angehalten, sondern geht sofort über in das entspannte Ausatmen. Schließen Sie dabei am besten die Augen oder stellen Sie Ihren Blick auf »unscharf«, und konzentrieren Sie sich ausschließlich auf Ihr Atmen. Das fällt leichter, wenn Sie laut ausatmen, weil sich so das Gehirn über das Hörorgan mit dem Ausatmen identifiziert und nicht mit anderen Gedanken abschweift. Schon nach drei oder vier solchen langsamen, tiefen Atemzügen ist spürbar, wie die Gehirnfrequenz absinkt und den rationalen Bereich von über 15 Hertz verlässt.

Achten Sie aber darauf, dass die Frequenz nicht unter 7 Hertz fällt, denn dann schlafen Sie – und vorbei ist es mit dem Seelenschreiben. Wichtig bei dieser Übung ist, dass nach der Einstimmung durch das Tiefenatmen die Frage nach der Ursache des Projekts laut gestellt wird (zumindest sollten sich Ihre Lippen dabei bewegen). Schreiben Sie dann sofort alles auf, was Ihnen in den Sinn kommt. Sobald irgendein Phänomen, Bild, Begriff, Aussage, Wort auf dem Papier steht, hinterfragen Sie es. Konzentrieren Sie sich auf das Gefühl, das von Ihrem Geschriebenen ausgeht. Das eine Wort macht Sie mehr betroffen als das andere. Nehmen Sie die Betroffenheit als Wegweiser.

Es spricht nichts dagegen, diese Tiefenatmung mehrfach in den Prozess einzufügen, sofern der Prozess Sie verwirrt und Sie Ruhe brauchen.

Ursachenforschung

Wie schon in Kapitel 2 erwähnt, ist Intuition der Königsweg zur Erkenntnis, denn mit ihr gelangen wir in Bereiche, zu denen wir rational keinen Zugang besitzen. Wenn wir unsere Intuition nicht nur spontan und unbewusst nutzen wollen, dann brauchen wir eine Methode. So wie für rationales Vorgehen, gibt es auch für das intuitive Vorgehen ganz bestimmte Regeln. Sie gehören zu einer Fragetechnik, die sowohl in meinen *Seelengesprächen®* als auch im *Seelenschreiben®* zur Anwendung kommt. Die genaue Anleitung dafür finden Sie ab S. 91.

Projektbestimmung: Bevor wir mit unserer Intuition neue Wirklichkeiten imaginieren, die uns gesund und glücklich machen sollen, müssen wir erst einmal wissen, was uns krank und unglücklich gemacht hat. Diesbezüglich wissen wir, dass es für jedes Symptom (Problem/Projekt) eine präzise Ursache geben muss. Rational ist es uns zwar kaum möglich, die ursächliche Begebenheit zu erinnern, aber intuitiv gelingt das – wenn wir methodisch vorgehen. Sorgen Sie dafür, dass Sie für eine ganze Weile ungestört sind, nehmen Sie Stift und Papier zur Hand (oder setzen Sie sich an den PC) und legen Sie los:

Die Ursachenrecherche sollte nur mit sogenannten internen Fragen geführt werden, also solchen, die aus der Intuition aufsteigen (z.B. »Warum ist mir immer so schwindlig, wenn ich ...? Wo wird geschwindelt? Wer schwindelt?« etc.). Externe Fragen sind verfehlt, weil sie in die Abstraktion und auf eine Meta-Ebene führen (z.B. »Der Schwindel ist eine sehr verbreitete Krankheit – ist es also chronisch, wenn ...?«). Mit internen Fragen erlauben wir uns, spontan aufgetauchte Bilder, Töne und Empfindungen wahrzunehmen und sie schriftlich zu hinterfragen. Unser Gesprächspartner ist dabei die eigene, individualisierte Seele. Es lassen sich für das

Seelengespräch beliebig viele Wesen personalisieren (z.B. Lebende oder Verstorbene, Organe, Zellen, Wesen aus inneren Bildern/Träumen, Geistwesen etc.). Externe Fragen führen aus den aufgestiegenen Bildern/Informationen heraus, anstatt sie zu verdichten. Interne Fragen bleiben im Kontext der inneren Logik.

Symptombeschreibung: Beginnen Sie die Recherche mit der Beschreibung Ihres Symptoms oder Problems (Projekts). Entscheidend für den Erfolg ist, dass es sich hierbei nicht um eine medizinische Beschreibung handelt, sondern um das gefühlte Phänomen. Oft hilft hier eine »Als ob ...«-Formulierung: »Mein ... (Symptom) fühlt sich an, als ob ...« Wissenschaftliche Beschreibungen (insbesondere lateinische Fachbegriffe) tragen wenig zum Heilprozess bei, weil sie von der Seele wegführen.

Es ist sicherlich hilfreich, eine genaue Diagnose zu besitzen, die rein technisch, körperlich, sachlich beschreibt, was nicht in Ordnung ist. Aber wesentlich für die Ursachenforschung ist, wie sich das Symptom anfühlt.

Dabei verwenden Sie am besten Adjektive, die automatisch auf den noch unbewussten und verdrängten Inhalten beruhen. Sie gilt es sofort zu notieren – auch wenn es keine sinnvollen oder »nur« spontan gemachten Beschreibungen sind, die erst später verstanden werden.

Rückverfolgung: Sobald Sie diese Worte vor sich auf dem Papier haben, hinterfragen Sie sich, woher Sie den Begriff oder das damit beschriebene Gefühl kennen. Wie alt ist es? Mit welchem Erlebnis könnte es zusammenhängen? Wenn sich in solchen Momenten die Ratio einschaltet und diese Gedanken als reine Fantasie oder gar Unsinn abwertet, wird sie ignoriert. Die Ratio hat jetzt Pause. Es ist hilfreich, wenn sie nun einfach mal die *Klappe* hält. Gefragt ist in diesem Prozess die Intuition, und da kann zunächst vieles noch sehr unklar bleiben. Alle »Aber« werden entschlossen abgeschnitten – cut!
Man hört gar nicht hin, schenkt ihnen keine Aufmerksamkeit, sondern folgt nur den Bildern, Worten, Gefühlen, Farben, Tönen etc., die als Antwort auf die Fragen hochkommen, und das schreibt man auf. Natürlich wird sich die Ratio wieder einmischen und behaupten: »Das ist ja alles Blödsinn, das denkst du dir nur aus«, und so weiter und so fort. Diese Einflüsterungen interessieren aber nicht – jedenfalls nicht, wenn wir dabei sind, unsere Seele kennenzulernen. (Für die meisten ist dies ohnehin Neuland.)

Falls Sie in solchen Situationen das Gefühl haben, dass da überhaupt nichts aufsteigt, dann schreiben Sie auch das auf. Wenn Sie die Ratio partout nicht zur Ruhe bringen, können Sie auch aufschreiben, was sie zu sagen hat. Danach, nach etlichen gefüllten Zeilen, ist dann Zeit und Platz für die Seele, um zum Zuge zu kommen. Die Ratio sagt ja ohnehin meist immer dasselbe, und wenn Sie das nun aufgeschrieben haben, ist ihr zunächst einmal Genüge getan.

Seelenschreiben chronologisch

Nachdem Sie mithilfe Ihrer Intuition der Ursache bereits auf die Spur gekommen sind, beginnt das eigentliche *Seelenschreiben*. Dort wird der gesamte Prozess von der Ursache über die Auswirkung bis hin zur Lösung des Problems über die Erschaffung einer neuen Wirklichkeit durchlaufen. Sie können dieses Seelenschreiben natürlich jederzeit und überall durchführen, aber besonders effektiv wird es im bereits beschriebenen Alpha-Zustand (siehe »Tiefenatmung«, S. 82 ff.). Bewährt haben sich deshalb besonders die Nachtstunden. Wenn Sie ein Thema bearbeiten möchten, trinken Sie einfach am Abend besonders viel, um zwischendurch aufzuwachen. Erfahrungsgemäß ist das aber meist nicht nötig. Weil Ihr Prozess schon durch die Absicht im Unterbewusstsein anfängt zu arbeiten, wachen Sie ganz von allein auf.

Im Aufwachen, also halbwach, sind Sie bereits im Alpha-Zustand. Hier können Sie auf die Tiefenatmung verzichten, denn mit ihr würden Sie wahrscheinlich sofort wieder einschlafen. Im Alpha-Zustand schreiben Sie – von der Ratio vollkommen unzensiert – alles auf, was aus dem Inneren aufsteigt, egal wie scheinbar unzusammenhängend es sein mag oder stilistisch fragwürdig etc. Das alles ist jetzt unwichtig. Wichtig ist, dass ES schreibt. Und Sie werden sich am nächsten Morgen wundern, welche Erkenntnisse solche Aufzeichnungen haben können, an die Sie im Wachbewusstsein nur schwer oder gar nicht herangekommen wären.

In der folgenden Anleitung wechsle ich in der Anrede auf das Du, so wie ich es auch in meinen Seminaren tue. Denn wenn es um Schmerzen geht und die großen Probleme, die wir (bisher) nicht lösen können, befinden wir uns in einem sehr persönlichen Bereich, in dem das distanzierte Sie wenig Mitgefühl aufkommen lässt.

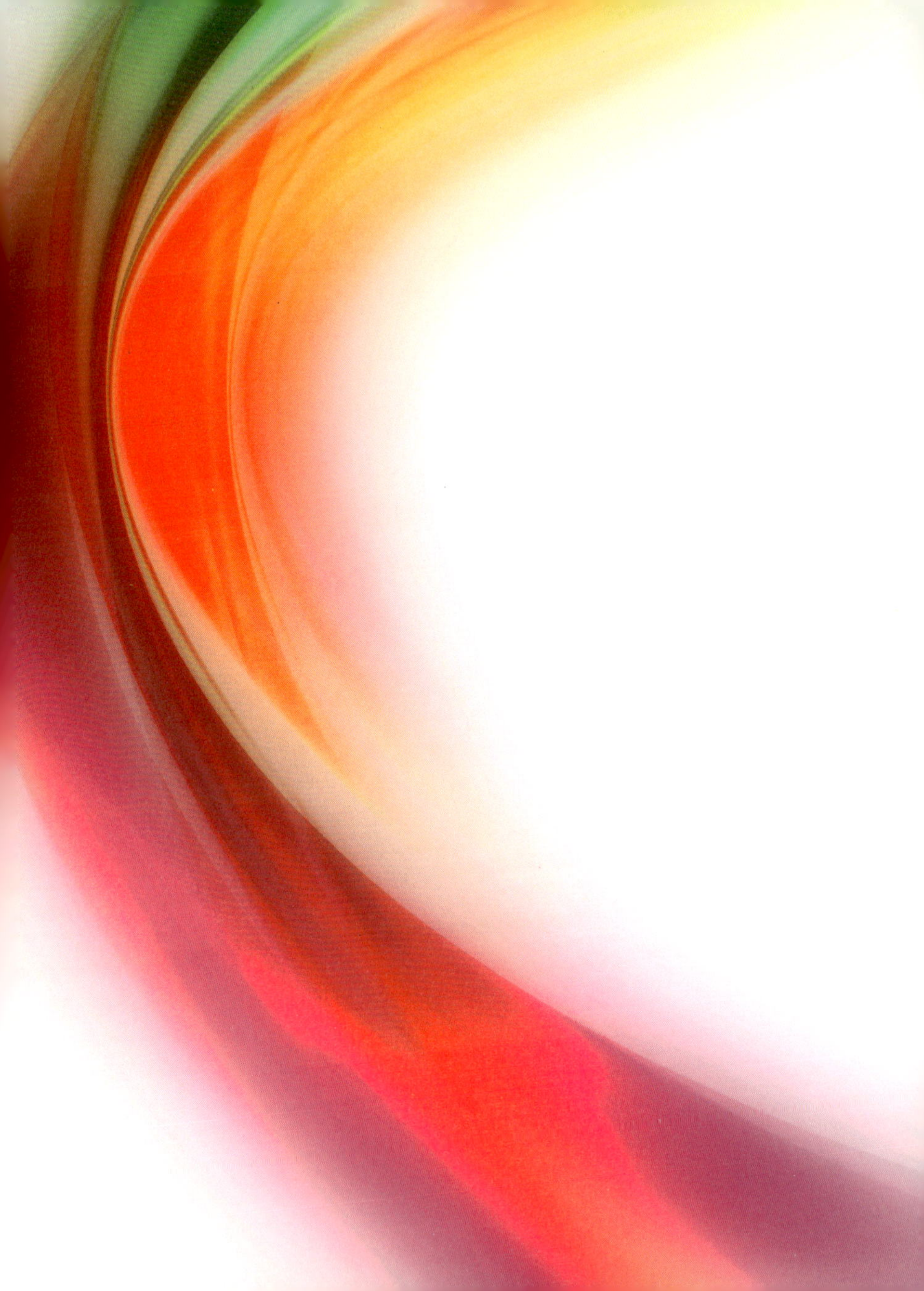

Der Start fürs Seelenschreiben

Suche dir für deinen Heil- bzw. Lösungsprozess ein aktuelles heftiges Problem aus – wie schon erwähnt, nennen wir es *Projekt*, das du gelöst haben möchtest. Es spielt keine Rolle, ob es sich dabei um ein körperliches, Beziehungs-, Arbeits- oder finanzielles Projekt handelt. Für alle Projekte ist die *KUBYmethode* im Prinzip gleich.

Sammlung von Schmerzbildern: Beginne damit, egal ob als Erwachsener oder Teenie, alles aufzuschreiben, was genau es war, das dich verletzt oder beleidigt hat. So hast du zunächst einmal auf dem Papier stehen, was überhaupt das Projekt (Problem) ist. Es lassen sich nicht alle Projekte auf einmal lösen. Gewöhne dir an, deine unterschiedlichen Baustellen nacheinander zu bearbeiten. Sonst stehen irgendwann nur unfertige Bauruinen in deinem Leben herum, und du verlierst die Lust und das Zutrauen, dich auf geistige Art mit der *KUBYmethode* glücklich und gesund zu machen oder dafür zu sorgen, es auch zu bleiben.
Schreibe auch solche Momente auf, die dich verletzt oder gekränkt haben, die nicht mehr zu ändern sind, weil die Person, um die es dabei geht, vielleicht nicht erreichbar ist oder von dir gar nichts wissen will oder vielleicht auch schon gestorben ist, oder was auch immer. Schreibe alles so auf, als würde es gerade jetzt, in diesem Moment passieren. Es ist absolut wichtig, immer in der Gegenwartsform zu schreiben, egal wann die Szene so oder ähnlich stattgefunden hat!

Wiederaufleben eines Schmerzbildes und Rekonstruktion: Außerdem schreibst du alles, was in der Szene gesprochen wurde, in direkter Rede, also wörtlich auf; das heißt, nicht in der dritten Person, sondern immer nur in wörtlicher Rede und in der ersten Person. Also nicht: Er oder sie hat gesagt ...., sondern: Papa: ».....« Ich: ».......«, Mama: ».....« und so weiter; also reine Dialoge mit Handlungsbeschreibungen: »Papa legt mir die Hand auf die linke Schulter« etc. Das ist ungewohnt, aber für den Heilungsprozess unbedingt notwendig. Du wirst es später selbst spüren, dass nur diejenigen Texte Kraft und Authentizität besitzen, die im Hier und Jetzt abgefasst sind. Deshalb legst du den beteiligten Personen ihre Worte in der Ich-Form in den Mund.

Verzichte auf allgemeine Beschreibungen in der dritten Person, wie zum Beispiel: »Er verhält sich komisch.« Das ist viel zu ungenau. Schreib auf, was die Person wortwörtlich sagt und was genau sie macht. Auf diese Weise bist auch du als Schreibender und Lesender unmittelbar im Geschehen. Das Verhalten ist dann nicht »komisch«, »verklemmt« oder sonstwie, sondern die Person sagt etwas wie zum Beispiel: »Ob aus dir noch mal was wird?«, oder was auch immer. Am besten lässt du die beteiligten Personen so sprechen, wie sie damals gesprochen haben – also gegebenenfalls auch im Dialekt oder in ihrer Muttersprache. Es gibt keine Zweifel, ob das, was du schreibst, auch wahr war. Deine Wahrheit ist die einzige Wahrheit. Und so, wie dir eine Begebenheit vorgekommen ist bzw. sie dir jetzt vorkommt, wenn du daran denkst, so schreibst du sie auch auf – ohne sie zu kommentieren oder in Zweifel zu ziehen.

Die 3 wichtigsten Regeln für das Seelenschreiben:

1. Konkret 2. Kor

Ein konkretes Beispiel für das Seelenschreiben

Ein Text, der im Präsens geschrieben wird, verlangt nach Präzision: Plötzlich reicht es nicht mehr zu schreiben: »Ich hatte eine schwierige Kindheit.« Im Präsens muss der Satz etwa so lauten: »Ich bin ein schwieriges Kind.« Aber auch dieser Satz findet noch nicht in der Gegenwart statt, sondern umfasst vielleicht eine ganze Epoche deines Lebens.

Wie weit also muss der rationale, analytische Gedanke heruntergebrochen werden, damit er im Jetzt zu erleben ist? Du antwortest vielleicht: »Nicht ich war schwierig, sondern meine Eltern. Die haben sich die ganze Zeit gestritten.« Die intuitive Arbeit besteht darin, gezielt weiterzufragen, zum Beispiel: »Wann habe ich das erlebt, dass sie sich gestritten haben?« Die Antwort darf dann nicht »dauernd« oder »oft« lauten, sondern müsste vielleicht heißen: »Zum Beispiel, wenn der Vater betrunken von der Arbeit nach Hause kam.« Aber auch mit einer solchen Antwort bist du noch immer nicht bei der Intuition. Für die muss es eher heißen: »Ich bin auf dem Flur und höre, wie jemand von außen versucht, den Schlüssel in unsere Haus- (oder Wohnungs-) Tür zu stecken. Ich weiß sofort, es ist der Papa, und verschwinde im Kinderzimmer. Meine Mutter kommt aus der Küche, da steht Papa schon im Flur und Mama fragt aufgebracht: ›Warum kommst du so spät?‹«

Ich schildere dieses fiktive Beispiel, um den Unterschied zwischen Ratio-Texten und intuitiven Texten klarzumachen.

kret 3. Konkret

Der analytische Satz »Ich hatte eine schwierige Kindheit« bzw. »Ich bin ein schwieriges Kind« wird zu: »Ich stehe hinter der Tür meines Kinderzimmers und zittere am ganzen Leib. Vor der Tür schreit die Mama: ›Du versäufst das ganze Geld und ich ....‹ Ich habe Angst, dass der Papa zurückschreit. « – und so weiter.

Schreibe alles genau so auf, wie du es als Kleine, als Kleiner erlebt hast. Beim Schreiben entscheide blitzschnell auch solche Details wie: »Die Mama hat so einen geblümten Kittel an. Papa hängt seine schwarze dicke Jacke an den Garderobenhaken.« Und wenn die Ratio dich nun kritisiert mit Gedanken wie: »Woher willst du denn das jetzt noch wissen? Es hätte doch auch ganz anders sein können. Das denkst du dir doch nur aus«, nimmst du auf solche Einwände überhaupt keine Rücksicht mehr. Du schreibst die Szene so im wörtlichen Dialog herunter, wie du sie vor deinem inneren Auge siehst und auch wieder spürst. Diese Szene ergänzt du um viele wichtige Details, bis das eine Beispiel deiner »schwierigen Kindheit« exakt protokolliert ist. Dann hast du dein »Schmerzbild«.

Wenn du diese »schwierige Kindheit«, das »schwierige Kind« als die Ursache deiner heutigen Krankheit oder deines heutigen Problems ausgemacht hast, bekommst du mit dem »Schmerzbild« das entscheidende Material, mit dem du die neue, gesund und glücklich machende Wirklichkeit erschaffen kannst. Ohne ein Schmerzbild ins Bewusstsein geholt zu haben, kann keine Heilung bewusst herbeigeführt werden. Du und kein anderer Mensch sind jemals an einer »schwierigen Kindheit« erkrankt. Wir können nur an realen Erfahrungen erkranken, und eine dieser realen Erfahrungen brauchen wir im Hier und Jetzt. Denn alles, was im Jetzt ist, kann auch jetzt geändert werden! Belassen wir aber die krank machenden Erlebnisse in der Vergangenheit oder auf einer analytisch-abstrakten Ebene, sind sie nicht im Jetzt und können deshalb auch nicht gewandelt oder umgeschrieben werden.

Das ist meine Methode *Seelenschreiben®*. Man schreibt quasi intuitiv. Das heißt: Nicht ICH schreibe, sondern ES schreibt. Man konzentriert sich lediglich darauf, dass man aus der Szene, die man am »Schlafittchen« hat, nicht aussteigt. Es geht darum, dranzubleiben, egal wie bruchstückhaft oder seltsam die auftauchenden Bilder im Innern einem vorkommen mögen. All das gehört zur intuitiven Recherche nach dem Schmerzbild, das mit dem Seelenschreiben ans Licht kommt.

Beim Schreiben darf dich niemand stören und niemand dich fragen, was du da schreibst. Selbst wenn du jemanden hast, der oder die dein Vertrauen genießt, erzähle zunächst nichts, sondern schreib alles auf. Erst danach lies dieser Person vor, sofern zu ihr ein wirklich offenes Verhältnis besteht und sie dir helfen möchte, deine Lage zu verbessern. Du erhältst dadurch die Möglichkeit, nicht nur selbst, sondern durch den Blick des anderen deine Erfahrung zu reflektieren. Dafür dient das Aufschreiben. Auch wenn es niemanden gibt, dem man seinen Seelentext vorlesen könnte: Schon das eigene Sich-wieder-Vorlesen (laut, wenn möglich) bringt Erkenntnisse, zu denen man durch reines Nachdenken oder Erinnern niemals gekommen wäre.
Du kannst deiner Seele eine Stimme geben, ihr deinen Arm, den Stift leihen (oder die PC-Tastatur) und sie schreiben lassen. Da nicht du schreibst, sondern du schreiben lässt, lässt du dir auch gleich deine Fragen beantworten. Du schreibst deine Fragen genauso mit wie die Antworten – fein säuberlich getrennt, so wie in einem Drehbuch die Dialoge der Schauspieler aufgelistet sind. Du verlangst von deiner Seele nicht, dass sie sich vernünftig äußert, sodass du sofort verstehst, was immer sie meint. Selbst wenn dein Verstand findet, dass sie den größten Blödsinn schreibt – oft kommt das Verständnis erst später beim Vorlesen und/oder bei mehrfachen schriftlichen Nachfragen.

Du kannst diesen Dialog mit deiner Seele viele Seiten lang führen – so lange, bis alles klar ist, was dich betrifft. Du musst dabei nur so ungestört und frei sein, dass du dich so äußern kannst, wie es gerade kommt: lachend, weinend, schreiend, schimpfend oder wie auch immer. Keiner darf daran Anstoß nehmen. Wenn es mal kräftiger zugehen muss und du Sorge hast, dass du unangenehm auffällst, dann schreie in ein Kissen, oder geh raus und schreie im Wald oder auf einer Wiese weiter, wo du dich benehmen kannst, wie es dir gefällt. Auf jeden Fall soll alles aufs Papier, was dich bekümmert; auch die verwunderlichsten, seltsamsten Geschichten, die mit deinem derzeitigen Leben scheinbar überhaupt nichts zu tun haben; wenn du sie vor deinem inneren Auge siehst und sogar noch einmal »erlebst« – dann bring sie aufs Papier (oder in die Datei – und vergiss das Abspeichern nicht!).

Selbst wenn du denkst, das ist doch alles nur ausgedacht, dann sage dir: Fantasie ist die Summe aller Leben, und somit kann der Mensch sich nichts wirklich ausdenken. Jede Geschichte, die aus deinem Inneren aufsteigt, hat eine Bedeutung, du musst sie dir nur genau anschauen und darauf achten, nicht von einer Geschichte zur nächsten zu springen. Bleibe bei der einen, die sich zu deinem Projekt (Problem) in dir gezeigt hat, auch wenn zunächst nur ein Bild von ihr in deinem Kopf entstand.
Es ist wie ein Puzzle, das du zusammensetzt. Allerdings hast du keine Vorlage und keine Ahnung, was am Schluss dabei herauskommt. Du siehst vielleicht irgendetwas, was du nicht einordnen kannst. Schreib es dennoch auf und hinterfrage es; schau, was als Nächstes kommt, schreibe auch das auf und hinterfrage es erneut.
Du musst wissen wollen, was war, was kommt, wo du bist, wer mit dir ist: Bist du Mann oder Frau, wie alt, drinnen, draußen, Winter, Sommer? Du willst es genau wissen.

Du kannst einen ganzen Roman schreiben, aber frage dich dabei immer wieder: »Was hat diese Geschichte mit dem zu tun, worunter ich heute, in diesem Leben leide? Was hat sie mit dem Projekt (Problem/Symptom) zu tun, das ich mir für diesen Prozess vorgenommen habe?« Auf diese Weise wirst du ganz bald Geschichten, Begebenheiten und sehr genaue Szenen in diesem und/oder einem anderen Leben finden, die einen bisher ungelösten Konflikt beinhalten, der dir bis heute Probleme, Sorgen, Kummer und Schmerz bereitet. Diese Szene ist dann das, was wir in der *KUBYmethode* das bereits erwähnte *Schmerzbild* nennen. Wenn du dieses Bild im Bewusstsein hast, also klar vor dir siehst und weißt, was da mit dir oder durch dich passiert ist, dann ist dies das Material für deine Heilung bzw. Lösung deines Problems. Es wird transformiert durch Umschreiben. Dazu mehr auf der nächsten Seite.

Schreibend den Schmerz verändern

Wenn du das Schmerzbild durch Seelenschreiben gefunden hast, beginnst du mit der Heilung durch »Umschreiben«. Das heißt: Du liest alle deine Texte noch einmal genau durch, und wenn dir dabei noch mehr Details klarwerden, fügst du sie in den Text mit ein. Es ist deshalb von großem Vorteil, den per Hand geschriebenen Text wörtlich (samt allen Unzulänglichkeiten) mit dem Computer abzuschreiben (sofern du ihn nicht von Vornherein schon eingesetzt hast), und währenddessen (ggf. mit einer anderen Typenfarbe) die Texte zu ergänzen. Dadurch verdichtet sich der Selbstheilungsprozess mehr und mehr und wird immer wirkungsvoller. Je genauer die verletzende Szene in der Gegenwart und in wörtlicher Rede aufgeschrieben ist, desto gründlicher kann die Heilung erfolgen.

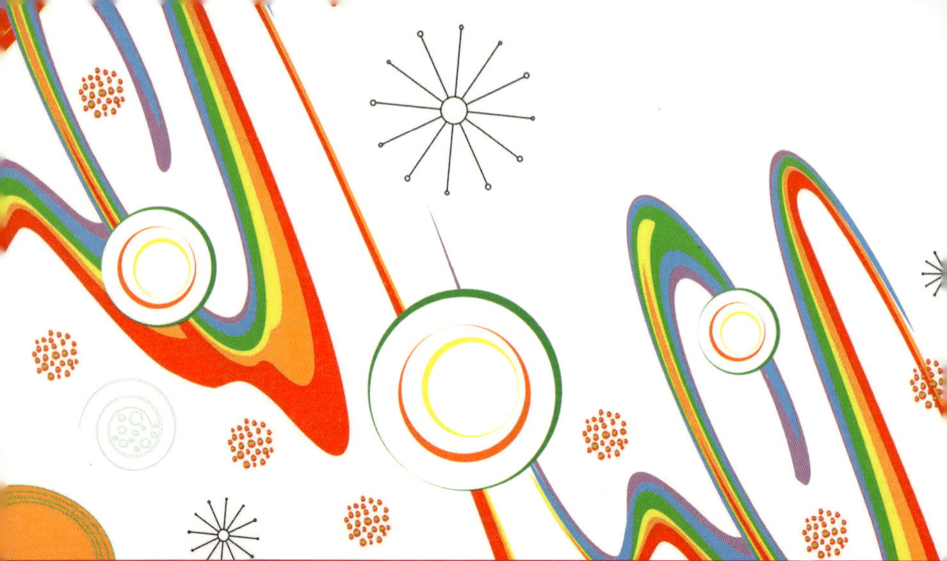

Ich betone es nochmals: *Diese beiden Stil-Arten – wörtliche Rede und Präsens – sind auch für die Wirksamkeit der Umschreibung von höchster Wichtigkeit! (Intuition kennt keine Zeit, alles kann nur im Jetzt sein.)* Umschreibung bewirkt die Imagination einer neuen Wirklichkeit, mit der die alte verletzende Wirklichkeit von einer heilsamen Erfahrung rückwirkend ersetzt wird. Dazu der wichtige Hinweis: Umschreibung bedeutet nicht, etwas zu umschreiben, sondern es *um*zuschreiben! Das sind zwei völlig gegensätzliche Vorgehensweisen mit ein- und demselben Begriff, der nur durch eine unterschiedliche Betonung deutlich macht, was gemeint ist. Etwas zu umschreiben bedeutet, drumrumzureden. Etwas *um*zuschreiben hingegen heißt, der Angelegenheit einen völlig anderen Verlauf zu geben. Bei der Umschreibung ändert sich nichts, bei der *Um*schreibung jedoch alles.

Schreib dich ins Glück

So genau und so wirklich, wie die Leidensgeschichte ausgefallen ist, so wirklich wird nun auch die Umschreibung in eine Glücksgeschichte. Diese Geschichte entsteht jedoch nicht separat, so als hätte es die Leidensgeschichte nie gegeben – nein, du lässt die Leidensgeschichte sich so weit entwickeln, bis für dich das Leid zu viel wird.

Das Leiden nicht mehr hinnehmen wollen: Und genau an diesem Punkt beginnst du, dich zu wehren, dir Respekt zu verschaffen, den Peiniger in seine Schranken zu verweisen, ihm klarzumachen, dass er jetzt sofort und augenblicklich mit seinem unerträglichen Verhalten aufhört. Egal, welche Begründungen er für sein verletzendes Verhalten vorbringt (denn das ist alles zu verstehen – oder auch nicht), du sagst ihm hier und jetzt auf dem Papier ganz klar, wo seine Grenzen liegen.
Sollten die Widerstände zu mächtig sein, dann ist dies lediglich ein Aspekt mehr in deiner Geschichte, für den du ebenfalls noch eine Umschreibung findest. So, wie es einmal geschehen war, darf es jedenfalls nicht bestehen bleiben, denn das macht krank. Alles, was in deiner kreativen Macht und Fantasie liegt, wird deshalb eingesetzt, damit dieser alte verletzende Horror ein für alle Mal für dich beendet ist.

Sinneswandel von beteiligten Personen: Schreib auch auf, was die Übeltäter zu ihrer Entschuldigung vorzubringen haben. Du hast ja Zeit und auch Verständnis, aber du hast kein Verständnis dafür, wenn sie sich nicht jetzt und sofort ändern. Können sie es nicht oder wäre deiner Versöhnung damit nicht gedient, kannst du mental bzw. schreibend auch Rache an ihnen üben und sie bestrafen, so, wie es dein Gerechtigkeitsgefühl verlangt. Bedenke nur dabei, dass du selbst nicht zum Mörder werden willst, denn das würde dich auf Dauer wiederum nicht glücklich werden lassen. Wehr dich also so, dass du einerseits deiner Unterdrückung, deiner Misshandlung und deiner Demütigung endlich genügend Ausdruck verleihen kannst, und andererseits so, dass sich deine Wut voll und ganz austoben kann.

Am Schluss aber muss der Dämon, der dich gepeinigt hat, befriedet sein. Denn auch ein Dämon, Verbrecher, Kinderschänder – jeder hat ein Herz, und dieses Herz muss am Ende deiner Umschreibung auch dein Peiniger in sich gefunden haben; möglicherweise stellt sich dann heraus, dass auch er nur »ein ganz armer Hund« war, doch das gilt nun nicht mehr als Entschuldigung für brutales, menschenverachtendes Vorgehen.
Gelingt die Umschreibung, ist dieser Mensch am Ende aus Einsicht und Reue geläutert und bittet dich in deiner Aufzeichnung inständig um Verzeihung für alles, was er dir angetan hat. Er gelobt ab sofort, sich zu ändern. Wenn er das nicht kann oder wenn ihm das zu leicht fällt, dann setze ihn in der von dir beschriebenen Szene der sozialen Ächtung aus. Mache in deiner Imagination sein Verbrechen öffentlich bekannt. Jeder soll sehen, was er dir zuleide getan hat. Sollte dies irgendjemandem in deinem Umfeld peinlich sein, dann ist jetzt die Stunde gekommen, auch damit auf deinem Papier abzurechnen, bis sich die anderen voll und ganz hinter dich stellen und für dich lautstark Partei ergreifen. Schreib alles auf. Es ist deine Heilung.

Verdichtung der neuen Wirklichkeit: Am Schluss, wenn du die Entschuldigung deines Peinigers annehmen kannst, weil sie echt ist, dann hast du deine Heilung geschafft. Alles, was du je erleiden musstest und zu deinem heutigen Problem geführt hat, ist nun transformiert und befriedet. Eine völlig neue Beziehung ist zu dem ehemaligen Täter entstanden,

denn auch dieser Mensch hat eine Seele, die er durch deine Umschreibung schließlich entdeckt hat.
Entscheidend ist, dass du selbst diesen Prozess vorwärtstreibst. Du legst beim Schreiben deinen Peinigern die befreienden Sätze in den Mund, lässt sie handeln, wie du es für dein Glück brauchst. Wenn du es nicht tust, ändert sich nichts. Es ist dein Selbstheilungsprozess, die Peiniger helfen dir dabei nicht. Du überprüfst in deinem Gefühl, was erforderlich ist, damit du von allem Leid, aller Verletzung, allem Groll, dem ganzen Hass, von allem, was dich je geärgert und kleingemacht hat, und allem, was du nie hättest verzeihen können, vollständig befreit bist.

Am Ende erhält die geläuterte Wirklichkeit sogar noch Humor. Das neue Leben muss Spaß machen. Du darfst dich freuen, du darfst witzig sein und alle anderen Beteiligten in der Szene auch. Du gönnst die durch deine Imagination (ausgedachte) entstandene Heilung allen, die dir Pein zugefügt haben. Du hast dich und sie von allem Schlechten befreit. Es bleibt nichts übrig, was noch an das alte Schicksal erinnern könnte, es verschwindet im Lachen über die neue, selbst erschaffene Wirklichkeit. Lachen ist die beste Medizin. Denn Lachen besitzt eine Frequenz, die unmittelbar Synapsen bildet, die bei den bisher im Groll, in Angst und Schrecken lebenden Zellen eine andere Information, das heißt eine Schwingung verbreiten, die sie zu völlig neuem Leben erwecken.
Wenn du das Umschreiben komplett vorgenommen hast, wird sich das Symptom verabschieden, denn seine Botschaft ist angekommen. Der Frieden ist hergestellt. Die Liebe obsiegt.

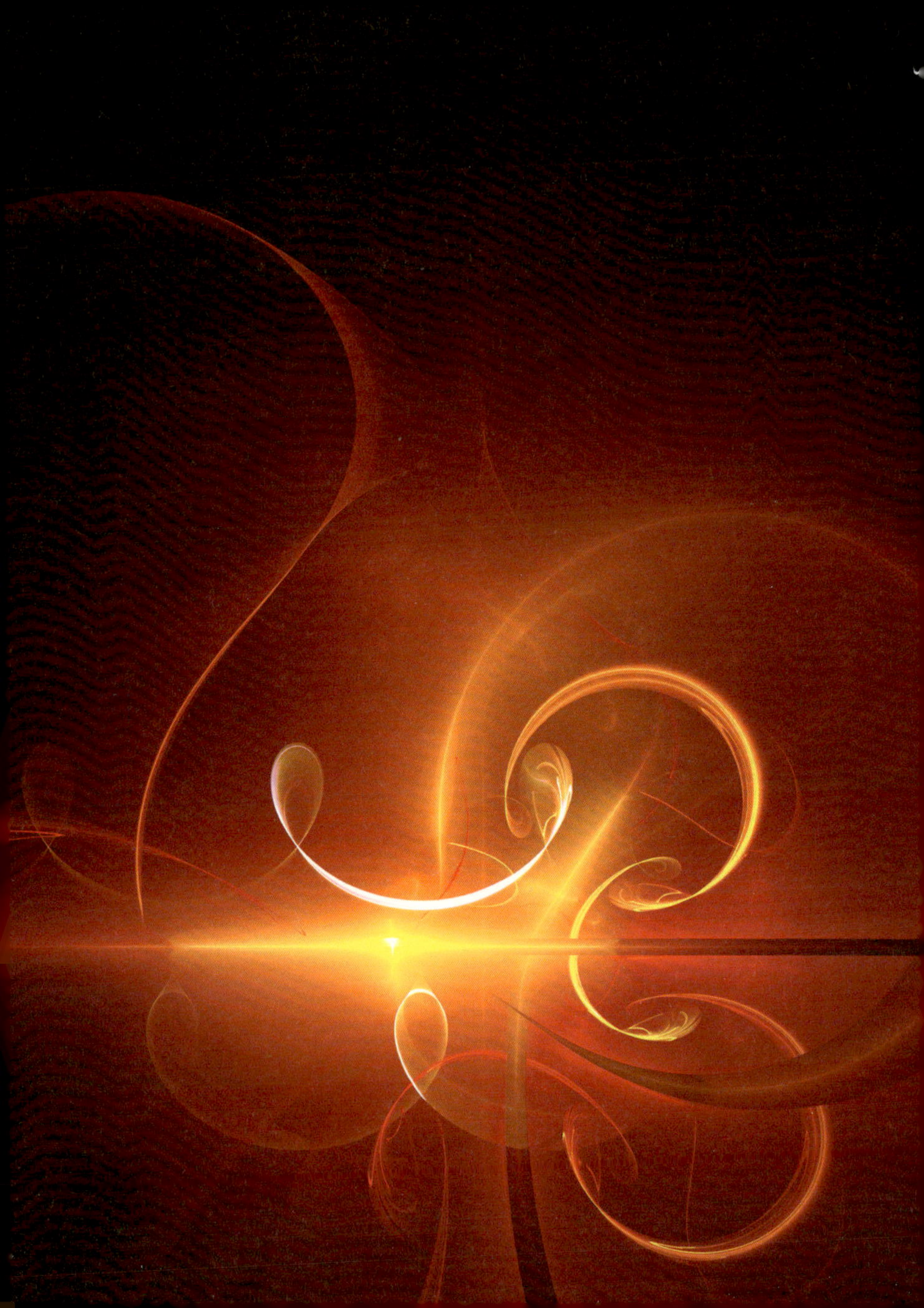

Soweit die zentrale Definition des Seelenschreibens. Hier noch ein genereller Hinweis zum Schmerzbild und zur Versöhnung: Verständlicherweise kann eine Aussöhnung auch oberflächlich sein, ohne dass man genau weiß, was ausgesöhnt wird. Denn es ist gewiss nicht angenehm, sich das Verbrechen oder die Verletzung oder das Unglück, oder was immer es war, noch einmal ganz genau anzusehen und erneut zu erleben. Aber zumindest sollte klar sein, worauf sich die Versöhnung bezieht. Es handelt sich wohl kaum um eine echte Versöhnung, wenn man sagt: »Ich verzeihe dir«, sondern erst, wenn tatsächlich ein neues Verhalten gezeigt wird – ein Verhalten, das die Versöhnung beinhaltet und ausdrückt. Ein solch neuer Charakter besitzt eine neue Qualität, und diese ist im Schnellverfahren nicht herzustellen.

Doch selbst wenn es beim Umschreiben »nur« um eine imaginierte Versöhnung geht: Über diesen Punkt braucht man keinerlei Diskussion zu führen – das Verschwinden des Symptoms ist der Beweis dafür, dass die Versöhnung gegriffen hat. Die Medizin, die diesen Prozess auf der geistig-seelischen Ebene nicht wahrnehmen kann, nennt solche Heilungen *Spontanheilung* (siehe auch »Fünf Menschenbilder«, S. 33 ff.). Doch jeder, der durch diesen Prozess gegangen ist, weiß, dass spontan nichts geheilt wurde. Beim Umschreiben bedarf es vielmehr eines hochkonzentrierten, bisweilen sogar sehr anstrengenden, intensiven Schreibprozesses. Er kann sich mitunter sogar über Tage und Wochen hinziehen, bis die Umschreibung so konkret und so genau auf dem Papier vollzogen ist, dass dies eine vollständige Befreiung beinhaltet. Das ist Selbstheilung durch Eigenarbeit. Und das macht einen kompetent.

Arbeit ist es auch, vor der Umschreibung das Schmerzbild überhaupt zu finden; es sich einzugestehen und sich die emotionale Qual des Wiedererlebens anzutun – all das hat mit spontaner Heilung wenig zu tun, aber

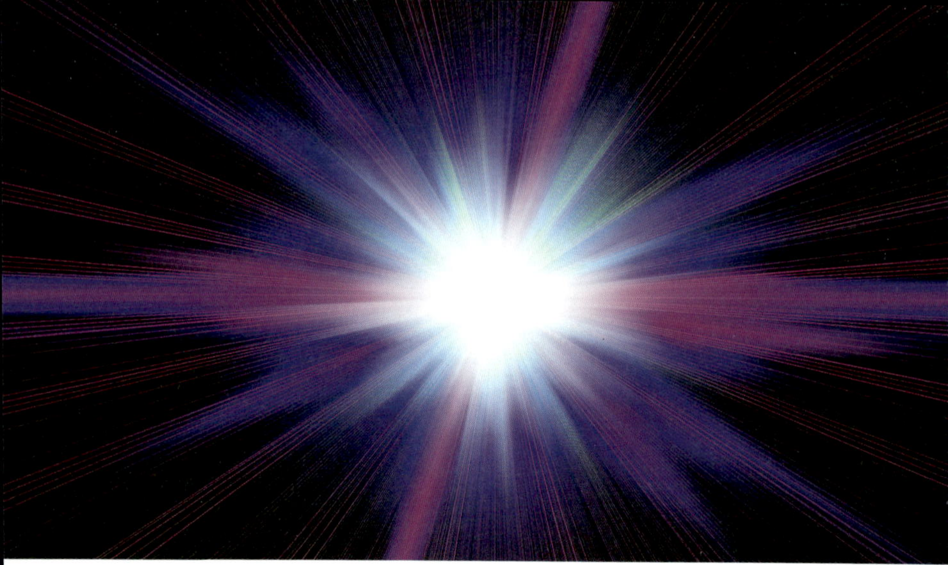

sehr viel mit Bewusstseinserweiterung, mit Licht ins Dunkel bringen. Dass eine rein geistige Arbeit körperliche Wirkung erzielt, ist im materialistischen Weltbild nicht vorstellbar und daher auch nicht möglich. Doch wenn Sie einmal den Prozess des Seelenschreibens erfolgreich durchlaufen haben, werden Sie am eigenen Leib bzw. in Ihrer Seele spüren, dass allein durch Ihre geistige Arbeit atemberaubende Veränderungen möglich sind.

Das Schöne an der *KUBYmethode* ist, dass wir mit unserem heutigen Bewusstsein eine harmonische Lösung für eine frühere Begebenheit kreieren. Harmonie repräsentiert das höchste Bewusstsein, denn Harmonie kann man auch mit Liebe übersetzen. Und dort, wo Liebe herrscht, befinden wir uns in Übereinstimmung mit dem Universum. Mehr geht nicht.

Die 10 wichtigsten Faktoren beim Seelenschreiben im Überblick:

1. Immer nur ein Problem (Projekt) auswählen.
2. Das Problem so konkret und plastisch wie möglich aufschreiben, nicht medizinisch, sondern rein emotional (Verletzungen, Kränkungen, Gesundheitliches etc.).
3. Daran beteiligte Personen ebenfalls genau skizzieren.
4. Dialoge nicht in der 3. Person, sondern direkt, d.h. in wörtlicher Rede wiedergeben.
5. Nur im Präsens (Gegenwartsform) formulieren (alles passiert immer JETZT)!
6. Während des Schreibens allen aufkommenden Gefühlen freien Lauf lassen – auch mit dem Mut zur Wut.
7. Dem Seelendialog keine Begrenzung auferlegen, sondern so lange schreiben, bis sich ein klares, stimmiges Gefühl für den Kern der Sache einstellt.
8. Das gefundene Schmerzbild, die belastende Situation *um*schreiben in eine neue, befreiende Wirklichkeit, bis zum Happy End.
9. Verzeihen können (sich selbst und anderen).
10. Frieden und Harmonie spüren im durch die Imagination einsetzenden Heilprozess.

ZWEI SELBSTHEILUNGS-GESCHICHTEN

Daniel, 46 Jahre

Seit seinem 16. Lebensjahr leidet Daniel* an *Morbus Crohn*. Er hat deswegen bereits mehrere Krankenhaus-Aufenthalte hinter sich. Inzwischen fühlt er sich so elend, dass er schon über ein Jahr krankgeschrieben ist und ohne hochdosiertes Cortison und Azathioprin nicht leben kann, wie seine Ärzte sagen. Er muss fast stündlich auf die Toilette und kann deshalb die Wohnung kaum verlassen. Sein Stuhlgang ist meist nicht mehr als braunes Wasser, das mit Druck herauskommt. Daniel wird immer dünner, sein Kreislauf ist sehr instabil, und er hat kaum noch Energie.
»All die Ärzte, die ich kennengelernt habe – und es waren viele – können nichts anderes anbieten als Chemie und OPs. Von beidem habe ich die Nase gestrichen voll«, sagt er. »Nichts von dem, was mir in den letzten 30 Jahren verabreicht wurde, hat mich gesünder gemacht – im Gegenteil. Ich bekomme immer neue Symptome wie ständige Schmerzen in den Gelenken, Unbeweglichkeit in Armen und Beinen, und ich habe einen entzündeten, stark schmerzenden Zeh.« Eine Heilpraktikerin, die ihm ehrlich sagte, dass sie ihm nicht helfen könne, empfahl ihm mein Buch *Heilung – das Wunder in uns*.

---

* Angaben in den Selbstheilungsgeschichten wurden zum Schutz der Privatsphäre geändert.

Daniel begann mit dem Buch zu arbeiten. Es wurde ihm bewusst, dass er sein Bild vom Menschen, wie er es von den Ärzten übernommen hat, ändern musste, um sich selbst heilen zu können. Er betrachtete seine Symptome zum ersten Mal nicht mehr medizinisch, sondern menschlich. Er dachte nicht, dass er Morbus Crohn, sondern ganz einfach die »Scheißerei« hat. Da die Medizin auf die Frage, worin die Ursache für Daniels Leiden bestehen könnte, meist antwortet: »Da steckt man nicht drin« oder eher schwammige, biochemische Vermutungen anstellt, die keinerlei Heilungsansätze ergeben, machte sich Daniel nun selbst auf die Suche nach der Ursache. Wie jede Krankheit, war es seine ganz persönliche Geschichte, und da steckt man tief drin. Mein Buch machte ihm klar, dass er nur gesund werden würde, wenn er diese persönliche Ursache fand und heilte. Kein anderer konnte das für ihn tun.

Nach der *KUBYmethode* weist das Symptom selbst auf die Ursache hin. Dafür braucht sich ein Betroffener und medizinischer Laie nur zu fragen: Was will mir (in diesem Fall) die »Scheißerei« sagen? Anders ausgedrückt: Worin besteht die Botschaft des Symptoms? Für die Antwort muss man weder spekulieren noch ein höheres Wissen haben, sondern sich einfach nur die Fakten anschauen. Fakt ist: Daniel hat regelmäßig »die Hosen voll«. Was liegt deshalb näher, als zu fragen: »Wann macht ein Mensch sich in die Hose?« Die Antwort kennt jedes Kind: »Wenn er Angst hat.«

Also spürte Daniel nach, woher er *Angst* kannte? Schon bei der Fragestellung stiegen in ihm jede Menge innerer Bilder auf. Jahrzehntelang litt Daniel an diesem Symptom, aber nie hatte ihn jemand auf den Zusammenhang von Körper und Geist hingewiesen, obwohl er so offensichtlich ist.

Wichtig beim *Seelenschreiben* in der *KUBYmethode* ist, dass die Bilder, die ins Bewusstsein kommen, nicht nur gesehen und gedacht, sondern sofort aufgeschrieben werden, und zwar nach den Regeln der Methode: im Präsens und in wörtlicher Rede (siehe S. 105). Nicht beschreibend oder analytisch, sondern so:

Daniel schreibt in der Nacht:
Wir sitzen am Mittagstisch zu Hause in der Grillparzerstraße in der Küche. Die Küche ist klein, eng und in einem braunen Farbton gehalten. Die Fliesen sind gelb und mit einer Art Sonnenblumenmuster, sie gehen weiter um den Küchentisch herum. Der Tisch steht rechts in der Ecke, sodass zwei an jeder Längsseite sitzen können. Ich – ungefähr 7 Jahre alt – sitze rechts hinten; hinter mir der Kühlschrank, sodass ich nicht raus kann. Neben mir sitzt meine zweieinhalb Jahre ältere Schwester Anke. Mir gegenüber mein Vater und neben ihm meine Mutter, damit sie immer aufspringen kann.
Mein Vater kommt von vorne aus unserem Elektroladen zum Essen, wie jeden Tag. Er setzt sich an den gedeckten Tisch. Er hat meiner Mutter noch nie geholfen. Ich spüre, dass er angespannt ist. Niemand spricht etwas. Ich habe Angst. Die Stille ist unheimlich. Plötzlich fährt mein Vater mich an: »Was hast du für dreckige Fingernägel?« Alle meine Gedärme ziehen sich ruckartig zusammen. Mir ist schlagartig schlecht. Ich trau mich nicht, was zu sagen. Meine Mutter antwortet für mich.
Mutter: »Lass den Jungen in Ruhe.«
Vater: »Was mischst du dich da wieder ein?«
Meine Schwester sagt: »Musst du immer direkt laut werden?«
Ich möchte vor lauter Angst unterm Tisch im Boden versinken.
Vater schreit über den Tisch: »Ich werde nicht laut« und wirft das Besteck auf seinen Teller. Er springt auf und herrscht meine Mutter an: »Lass mich hier raus.«
Mir ist kotzschlecht, aber ich krieg kein Wort raus. Starre nur vor mich hin und esse ordentlich, wenn auch langsam, weiter.

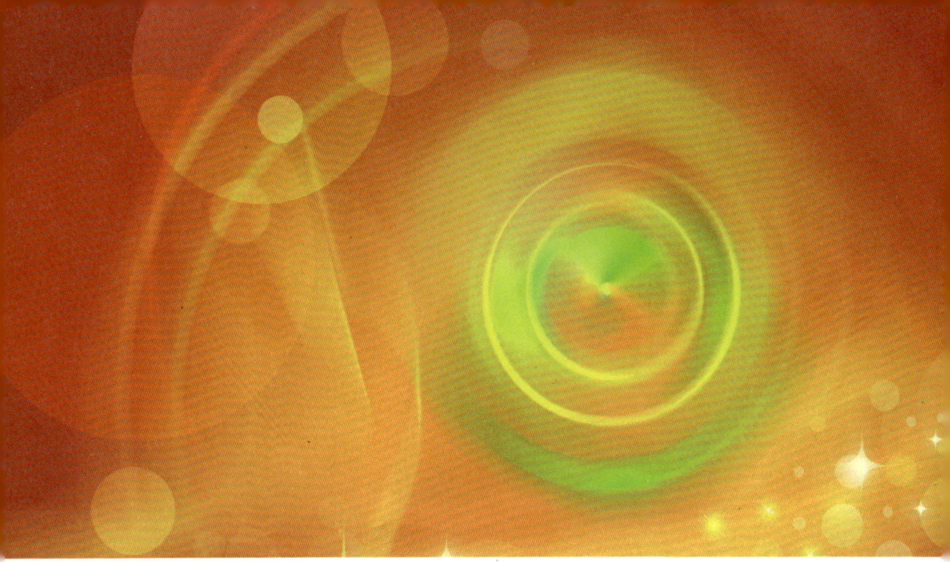

Papa rennt aus der Küche, meine Mutter sagt: »Lasst ihn, er beruhigt sich gleich wieder.«
Vater: »Das habe ich gehört«, schreit er von draußen durch die Tür.
Wir sagen keinen Ton mehr, nur unser Besteck klappert. Ich krieg eigentlich keinen Bissen mehr runter, aber esse weiter, damit ich keinen Grund für irgendeinen Tadel liefere. Ich bestehe nur noch aus Angst. Plötzlich kommt Vater wieder rein: »Lass mich durch«, schnauzt er meine Mutter an und setzt sich. Wir essen fertig, ohne dass ein weiteres Wort fällt. Ich wäre der Letzte, der was sagt. Mein Bauch ist wie eine Stahlkugel, die Angst schlägt mir bis zum Hals, mein Vater kann jeden Moment wieder einen Wutanfall haben.

Eine solche Szene nennt man, wie schon mehrfach ausgeführt, das *Schmerzbild* (S. 91). Seine Transformation vom Fakt zur Fiktion (die *Umschreibung*) muss nun so glaubwürdig wie möglich erfolgen, damit weder

Skepsis noch Zweifel aufkommen. Selbstheilung ist kein Hokuspokus, so wie man es sich von Medikamenten oder Heilern wünscht, entweder durch einen chemischen oder energetischen Input, den man selbst nicht verstehen muss; die *KUBYmethode* erfordert Arbeit, Konzentration und Disziplin. Man kreiert einen Unterschied zu dem, was krank gemacht hat und trägt etwas zur Liebe im Universum bei. Wenn Daniels Eltern durch seine Umschreibung liebevolle Menschen geworden sind, dann hat sein Symptom seinen Auftrag erfüllt und verschwindet. Diese Umschreibung sieht bei Daniel so aus:

Meine Tante Teta ist bei Oma zu Besuch, die unten im Haus wohnt. Ich stehe oben auf dem Treppenabsatz und sehe sie zur Oma ins Zimmer gehen. »Teta, ich muss dir was erzählen, kannst du mal hochkommen?« Dabei muss ich schon fast weinen. »Ja klar, was ist denn los?« Sie kommt. Ich mache die Tür von meinem Zimmer hinter uns zu. Wir setzen uns. Sie hält mich an der Schulter: »Du weinst ja – was ist denn, mein Kleiner?«
Ich: Ich hab so Angst vorm Papa.
T: Warum denn?
Ich: Jeden Mittag macht er uns fertig. Er brüllt herum, schreit mich an.
T: Weshalb denn?
Ich: Er hat schlechte Laune. Ich weiß es nicht. Irgendwas passt ihm immer nicht.
T: Was macht die Mama?
Ich: Die sagt nur, er soll das lassen. Dann ist er aber sauer und rennt raus.
T: Und Anke ?
Ich: Die schreit er auch an, dann sagt sie nichts mehr.
T: Und du?
Ich (kann meine Tränen nicht mehr zurückhalten): Ich mach gar nichts. Ich sterbe fast vor Angst.

T: Ist das jeden Mittag so? Sie streicht mir über den Kopf und nimmt mich in den Arm.
Ich: Ja, ganz schlimm.
T: Dann sag *ich* mal was. So geht das ja nicht.
Ich: Wirklich? Machst du das?
T: Ja, und du sagst auch mal was.
Ich: Ich trau mich nicht.
T: Der tut dir nichts. Ich pass auf. Ich steh draußen und komme sofort rein, wenn er dich angeht.
Ich: Ja wirklich?
T: Ja. Ich komm hoch, wenn ihr beim Essen seid. Vorher schau ich jetzt noch zur Oma runter.

Ich bin ganz aufgeregt. Das wird heute mein Tag. Teta ist da und hilft mir – sagenhaft! Ich sag sofort was, wenn er wieder anfängt, nehm ich mir vor. Ich trau mich. Ich sage ihm alles, was ich denke und fühle, und dass er alles kaputtmacht. Ich gehe in die Küche und setze mich, wie immer, auf meinen Platz. Mein Herz klopft bis zum Hals. In mir kribbelt es, ich spüre neben der Angst aber auch Mut. Das ist neu. Papa kommt rein, setzt sich und fängt wortlos an zu essen. Plötzlich sagt er zu mir: »Was hast du für dreckige Nägel?« Was mache ich jetzt? Bevor ich ein Wort rausbringe, sagt meine Mutter: »Jetzt lass den Jungen doch.« Vater schreit die Mama an: »Misch du dich nicht ein.« Da geht die Tür auf und Tante Teta steht im Raum.
Ich rufe: Teta, Teta!
Anke: Hallo, Teta.
Vater: Was willst du denn hier? (Sie ist seine Schwester.)
T: Ich besuch die Oma und hab dich gerade so brüllen hören.
V: Ich brüll nicht.

Ich: Doch! Du brüllst immer und machst mir Angst.

T: Karl-Ernst, du darfst doch dem Jungen keine Angst machen.

V: Ich mach ihm keine Angst.

Ich: Doch, du machst mir immer Angst. Ich sterb schon fast vor Angst. Bei dir weiß man nie, wann du losschreist. Nie weiß man, warum. Ich denk immer, gleich schlägst du uns alle tot.

T:. Schau doch dem Jungen mal in die Augen. Willst du wirklich, dass er so viel Angst vor seinem Papa hat?

V: Der braucht doch keine Angst zu haben.

Ich: Warum hörst du dann nicht auf? Ich denke immer, ich bin schuld an allem. Ich kann das nicht mehr. Ich werde krank. Ich bin schon krank. Ich habe immer Bauchweh.

T: Hörst du das?

V (schaut zu mir): Stimmt das?

Ich (muss weinen): Ja. Ich denke immer, gleich bringst du uns alle um.

V: Das würd ich doch nie machen.

Ich (weinend): Aber du tust so.

V: Ne.

A + M (beide sagen): Doch!

T: Sieh das doch ein. Du machst dir deine Familie kaputt.

Papa gerät in Panik. Er fühlt sich umstellt: »Lass mich raus.«

Mama lässt ihn sofort raus.

T: Hiergeblieben!

V: Geh mir aus dem Weg!

Tante Teta bewegt sich keinen Millimeter zur Seite. Das finde ich toll. Die ist stark.

T: Du hörst jetzt endlich mal zu!

Er versucht ihrem Blick auszuweichen. Unsicher steht er in der Küche.

T: Jetzt setz dich und hör zu.

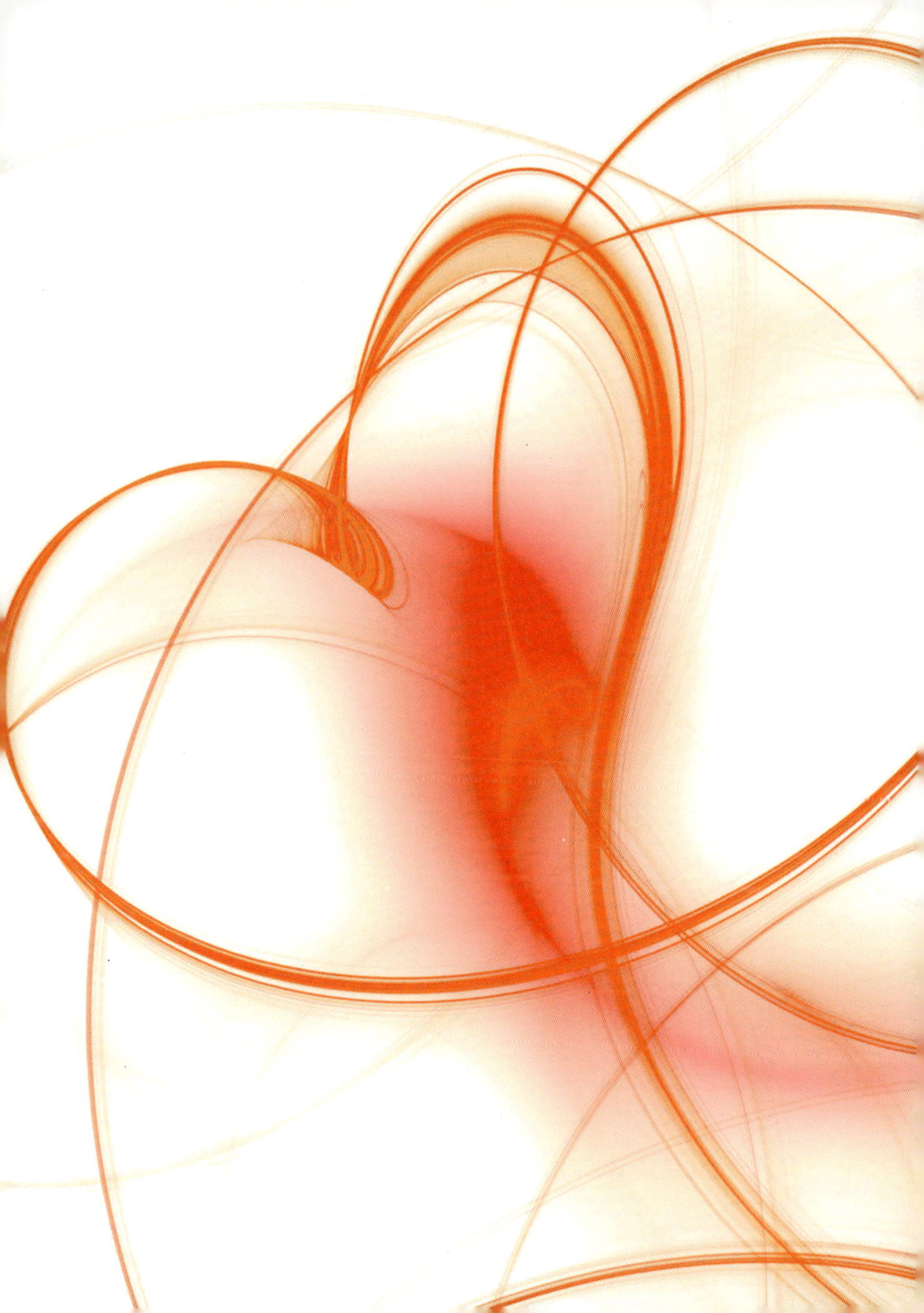

Ich stell mich auf meinen Stuhl und bin jetzt ganz groß. Teta nickt mir zu. Papa setzt sich.

T: So, Daniel, sag dem Papa noch mal, was du mir gesagt hast.

Ich (nehme meinen ganzen Mut zusammen): Wenn du meinst, ich höre mir jeden Mittag dein Geschrei an und sitze jeden Tag ängstlich in der Ecke, dann hast du dich getäuscht.

Papa erstarrt. Seine Gesichtszüge werden hart.

Ich: Du schlägst mich nicht.

T: Das wäre ja noch schöner!

Ich: Du machst mich krank, Papa. Du machst uns alle krank, siehst du das nicht?!

Sein Gesicht zittert.

Ich: Du selbst wirst auch krank, du zerstörst mich, uns alle und dich auch.

Mama schaut wie vom Donner getroffen, aber sie stoppt mich nicht. Ich glaube, sie findet es richtig.

Ich: Stimmt doch, Mama?!

Mama nickt. Papa sieht das. Er wird plötzlich ganz klein.

A: Daniel hat Recht, ich halte es auch nicht aus.

Vater sagt leise zur Mama: »Lass mich raus.«

Sie lässt ihn raus und Teta tritt jetzt zur Seite. Er geht raus auf den Flur.

In mir kommt Angst hoch: Was macht er jetzt?

A (ruft ihm hinterher): Hör auf! Hör endlich auf damit!!!

Draußen wird es ganz still. Jetzt bin ich auch still. Wir sind alle still. Plötzlich hören wir, wie er draußen schluchzt. Wir schauen uns fragend an. Ich sage zu Anke: »Lass mich raus.« Ich gehe zur Tür, öffne sie langsam, schaue vorsichtig um die Ecke nach links. Tatsächlich, da kauert der Papa auf der ersten Stufe der Treppe und hält sich das Gesicht zu.

Ich gehe zu ihm hin. Jetzt bin ich einen Kopf größer als er. Ich streichle ihm zum ersten Mal in meinem Leben über den Kopf und die Backe. (*Ich spüre es. Es ist kein Text. Ich spüre es.*) Wir sagen nichts. Er löst seine rechte Hand vom Gesicht und umfasst mein rechtes Bein. Ich geh in die Knie. Seine Hand kommt höher. Er nimmt mich in den Arm und flüstert mit Tränen in der Stimme: »Entschuldigung.« Ich muss auch weinen.

In der Tür stehen Mama, Anke und Teta. Sie haben ganz glasige Augen. Er spürt ihre Nähe und streckt den Arm zur Mama und Anke aus. Sie kommen näher und knien sich zu uns hin. Papa umschließt uns alle mit seinen Armen und weint bitterlich. Wir weinen auch.
Er sagt: »Ich bin so fertig. Das Geschäft, das ist mir alles zu viel. – Ich will es nie wieder tun, ich will es nie wieder tun, es tut mir so leid – so leid.«
Er gibt mir einen Kuss, und ich schmecke den salzigen Geschmack seiner Tränen.
V: Es ist nur alles so schlimm, weil der Laden nicht läuft. Für die Mitarbeiter habe ich nicht mehr genug Arbeit. All das schlägt mir überm Kopf zusammen.
M: Gut, dass du das den Kindern mal sagst, die glauben immer, sie sind schuld, wenn du so ausflippst.
V (schaut zur Mama): Aber du weißt doch, wie ich es meine.
M: Ja, aber siehst du nicht die Angst in Daniels Augen?
V: Nein. (Er schaut mich fragend an): Wirklich?
Ich: Immer!
Papa nimmt mich in seine Arme und drückt mich.
M: Ich glaube, du würdest viel lieber etwas ganz anderes machen als den Laden.
A + ich (fast gleichzeitig): Ne? – Wirklich? – Was denn?
V: Ich mache den Laden ja für euch.
M: Das glaube ich nicht. Du machst ihn, weil deine Mutter ihn dir vererbt hat.

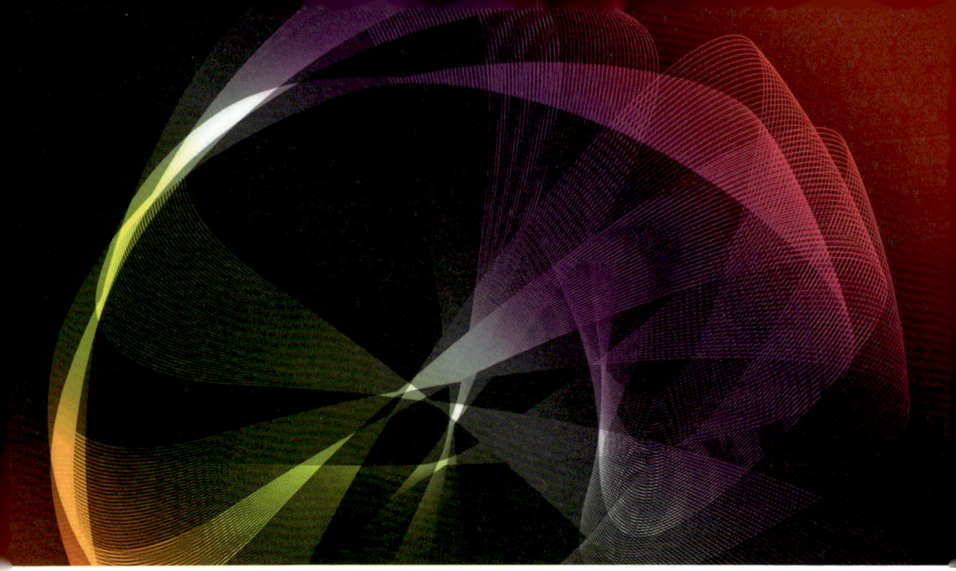

V (zu Teta): Wegen dir musste ich das Geschäft übernehmen.

T: Wegen mir???

V: Weil du so früh von zu Hause weggegangen bist, musste ich alleine das Geschäft führen, als unser Vater starb.

T: Für mich musst du es nicht weitermachen, wenn es dich unglücklich macht und deine Kinder deshalb in Angst und Schrecken leben – lass es!

Ich: Was würdest du denn sonst machen?

V: Musik, Leute unterhalten, Menschen Freude machen – das ist mein Traumberuf.

M: Und ich wäre gerne wieder Lehrerin. Lass uns doch neu anfangen, Karl-Ernst. Lass uns alles verkaufen und woanders neu beginnen.

A: Ich würde auch gerne woanders hin.

Ich bin total überrascht. Plötzlich löst sich alles.

V (drückt uns Kinder und fragt die Mama): Schaffen wir das, noch mal ganz von vorne anzufangen?

M: Ja, bestimmt, wenn du deins machst und ich meins, dann sind wir stark. Da schaffen wir alles. Hauptsache, es kehrt Frieden ein.
V: Ich schrei nicht mehr. Ich muss nicht mehr schreien. (Und dann schaut er mich an und sagt): Dann gibt's auch keine Angst mehr!
Ich mache einen Schritt auf ihn zu und falle ihm um den Hals. Er hält und drückt mich. Aus meinem Körper fallen Tonnen. Ich sage nur: »Oh – schön!«

Das ist ein kleiner Ausschnitt aus Daniels Selbstheilungsprozess. Genau so lassen sich die krank machenden ursächlichen Energien eines heutigen Symptoms umschreiben. Da das Gehirn zwischen Fakt und Fiktion nicht unterscheiden kann, entstehen mit dem neuen Erlebnis die Synapsen nicht mehr aus Angst, sondern aus Achtung, Liebe und Verständnis. Das sind für seinen Verdauungstrakt völlig andere Botenstoffe als die seiner letzten 30 Jahre. Das Schöne an dieser Arbeit besteht darin, dass die neue, gesund und glücklich machende Wirklichkeit eine Schwingung erzeugt, die den Vater erreicht.
Da Daniels Vater noch lebt, rief er kurze Zeit später bei Daniel an und zeigte zum ersten Mal in seinem Leben persönliche Anteilnahme. Für Daniel ein Wunder. Aber eigentlich doch kein Wunder, denn er wusste ja, wie er diesen Charakterwandel bei seinem Vater zustande gebracht hatte – auch wenn er ihm das nicht erklärte, sondern ihn selbstverständlich dankbar entgegennahm. So hatte der Vater das Gefühl, er habe durch seinen Anruf das Eis gebrochen. Beide konnten sich über ihren Erfolg freuen, wodurch Daniels physischer Gesundheitsprozess (für die Medizin unverständliche) Sprünge machte. Die Medizin nennt so etwas, wie erwähnt, »eine Spontanheilung«. In Wirklichkeit war es aber alles andere als spontan (siehe S. 103). Es war eine intensive, hochkonzentrierte Arbeit, bis Daniel diese neue Wirklichkeit für sich erschaffen hatte.

Ähnliches erleben in der einen oder anderen Form viele Teilnehmer in meinen Seminaren. Menschen, für deren erfolglose Behandlung über Jahre hinweg 100.000 Euro und mehr aufgewendet wurden, heilen sich ursächlich mit einem Einsatz von nur ein paar 100 Euro. Eine Erfolgsquote und eine Kostenersparnis, die bisher nur eine Schweizer Krankenkasse (*EGK-Gesundheitskasse*) erkannt hat und deshalb ihren Mitgliedern meine Seminare bezuschusst.
Es ließen sich unzählige Beispiele anführen: Die Universität Ulm beispielsweise würde ein Gutachten (oder Studie) über die tatsächliche Erfolgsquote der *KUBYmethode* anfertigen, wenn sie dazu von einer Krankenkasse beauftragt werden würde. Ich selbst würde eine solche wissenschaftliche, neutrale Expertise sehr begrüßen, denn im Allgemeinen können sich Menschen diese rein geistigen Heilprozesse kaum erklären. Erst wenn man am eigenen Leib eine solche Heilung erfahren hat, hat man verstanden.

Ines, 47 Jahre

Hier das Beispiel Ines, die sich schon über Jahre mit einem kaputten Rücken herumquälte. Schließlich war die OP nicht mehr zu umgehen, da zwischen dem 4. und 5. Lendenwirbel die Bandscheibe 12 mm herausstand, wie auch das CT eindeutig zeigte. An dem Freitag vor der OP rief Ines bei mir an und bedauerte, dass sie erst jetzt von mir und meiner Methode gehört habe, doch am kommenden Dienstag würde sie von einem wirklich hervorragenden Arzt operiert werden, worüber sie sehr froh sei. Sie wollte von mir nur wissen, ob es trotz OP Sinn mache, mit der *KUBYmethode* anschließend noch nach der Ursache ihres Rückenleidens zu forschen. Natürlich macht das Sinn, denn solange die Ursache nicht behoben ist, kann die OP nur eine Symptomverschiebung bewirken, aber keine Heilung. Heilung erfordert eine Lebensveränderung gemäß der Ursache.

Am Montag rief Ines wieder an und berichtete, dass die Klinik aus internen Gründen ihren OP-Termin auf Donnerstag verschoben habe. Sie müsse nun erst am Mittwochnachmittag »einrücken«. Ob ich vorher noch Zeit hätte, mit ihr zu arbeiten, fragte sie. Ich nahm mir die Zeit und begleitete sie in eineinhalb Stunden durch ihren Selbstheilungsprozess, etwas, was ich sonst mit vielen Seminarteilnehmern an einem Wochenende mache. Doch sie konnte in Anbetracht ihres OP-Termins nicht warten.
Das Gespräch mit Ines nahm ich (schon aus Selbstschutz) auf, damit niemand behaupten könnte, ich hätte ihr die OP ausgeredet. Der Operateur machte am Tag darauf zur Sicherheit noch eine Röntgenaufnahme ihres Rückens und sah, dass Ines' Bandscheibe um 6 mm wieder zurückgegangen war. Sie erklärte ihm, dass sie die Ursache für ihr Symptom »umgeschrieben« habe. Der Operateur sagte, davon verstehe er nichts, aber wenn etwas so erfolgreich sei, solle sie unbedingt damit weitermachen, er könne bei diesem Befund eine OP nicht mehr rechtfertigen.
Ines hat inzwischen wieder einen völlig gesunden Rücken. Die umzuschreibende Ursache war ein Umzug im Alter von 13 Jahren, den ihr Vater der Familie aufgezwungen hatte. Für Ines bedeutete dies: fort von ihrer Verwurzelung, ihren Freunden und erster schüchterner Liebe. In der halbstündigen »Umschreibung« setzte sie (als 13-Jährige) ihre Interessen gegen ihren abgöttisch geliebten Vater (Kapitän der Marine) zum ersten Mal durch, wozu auch ihre Mutter nie in der Lage gewesen war. Es war für Ines ein echtes, von vielen Tränen und großem Geschrei begleitetes Ereignis, das sie authentisch durchlebte, bis der hochautoritäre Vater eingelenkt hatte.

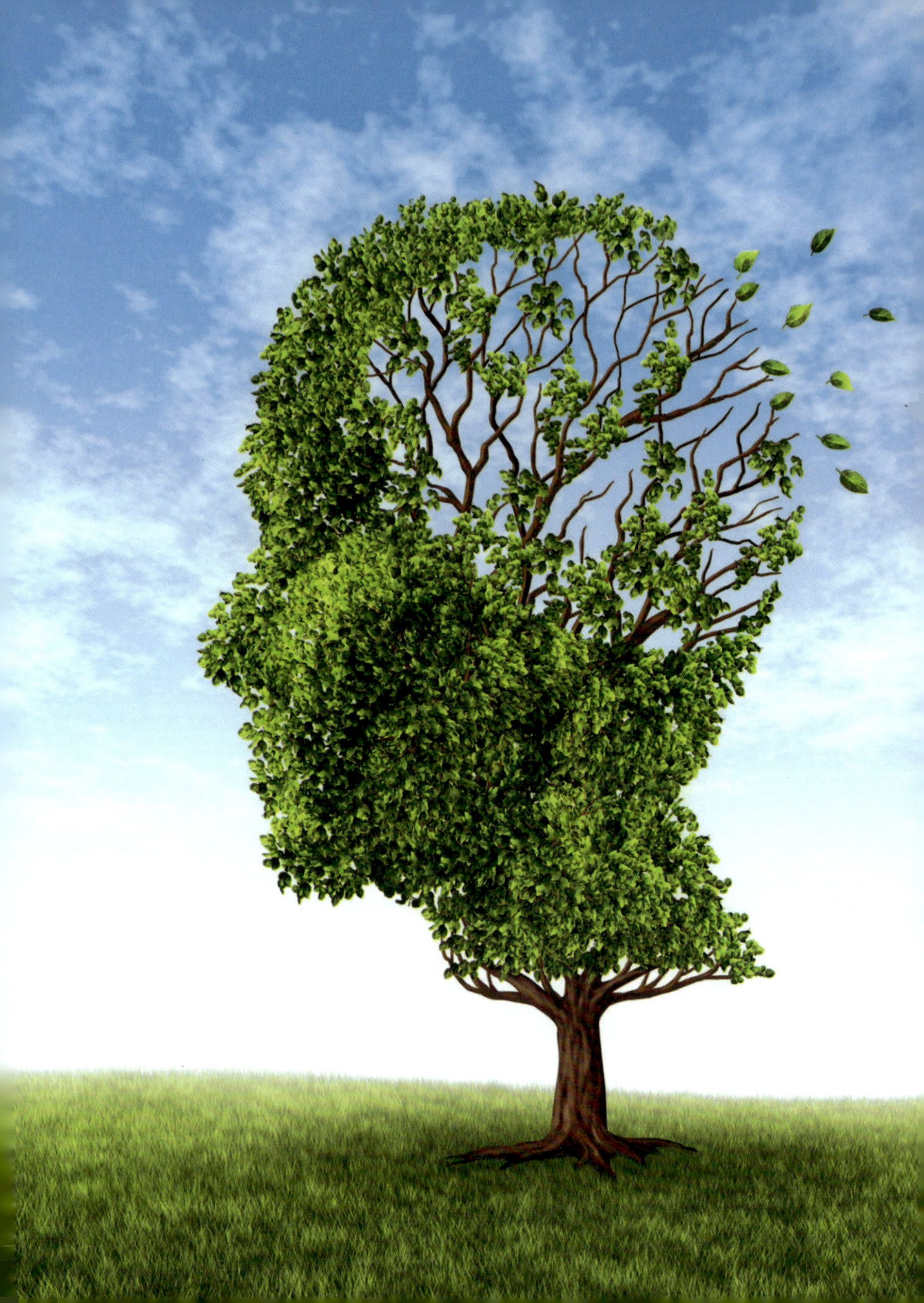

DREHBUCH FÜR DIE NEUE WIRKLICHKEIT

Die Basis für Ihre neue (möglichst glücklich und gesund machende) Wirklichkeit ist das »Drehbuch«. Damit kreieren Sie sich Ihr Ziel. Schreiben Sie den »Film« nieder, den Sie leben möchten. Damit bekommen Ihre Handlungen eine neue Ausrichtung. Anders ausgedrückt: Die Handlungen erhalten eine neue Matrix oder ein neues Muster, eine neue Schwingung. Diese Erlebnisqualität zu erschaffen ist die menschliche Kreativität, aus der Freiheit, Kompetenz und Selbstbestimmtheit hervorgehen. Sie lassen sich nun nicht mehr durchs Leben treiben, sondern kreieren es sich. All das beginnt immer im Geist.

Hier ein Beispiel: Nehmen Sie eine x-beliebige Szene, am besten einen aktuell noch voll in Erinnerung oder vielleicht sogar gerade im Gange befindlichen Streit. Protokollieren Sie ihn genau in der wörtlichen Abfolge, wie er soeben passiert (oder passiert ist). Dann suchen Sie den Moment in Ihrem Text, wo Sie gerne anders reagieren würden, wenn Sie reagieren könnten. Auf dem Papier können Sie sich und den anderen ein solches Verhalten auferlegen, von dem Sie in der Realität noch weit entfernt sind. Überlegen Sie sich die Requisiten und Aktionen, die Ihre neue Wirklichkeit unterstützen könnten, zum Beispiel ein Blumenstrauß oder ein Kinobesuch oder ein Räucherstäbchen oder ein besonders gedimmtes Licht. Stellen Sie sich Ihre Rolle und die Ihrer Mitspieler in diesem neuen Ambiente ganz genau vor. So, wie Sie es aus dem *Seelenschreiben* schon kennen (S. 91 ff.), schreiben Sie exakt auf, welche Worte, Handlungen und Bewegungen erforderlich sind, damit Ihre Absicht zum Tragen kommt.

Mit diesen Texten (Drehbüchern) bauen Sie sozusagen eine Zwischenstufe zwischen dem heutigen und dem gewünschten zukünftigen Sein. Ohne diese Zwischenstufe kommt es meist nicht zu diesem neuen Sein. Auf dem Papier entsteht sozusagen die Matrix für das neue, gesund und glücklich machende Leben.

Neurobiologie und Gehirnforschung können einwandfrei belegen, dass unser Gehirn dazu da ist, uns unsere eigene Wirklichkeit zu erschaffen. Normalerweise – so wurde es uns bisher vermittelt – war man der Meinung, die Wirklichkeit bestehe unabhängig vom Gehirn. Das Gehirn verwende unsere fünf Sinne dazu, Wirklichkeit wahrzunehmen und sei nicht dazu da, sie zu erschaffen.
Die neue, noch ungeübte Auffassung heißt aber: Da zu unserer Wirklichkeit völlig eindeutig auch unsere Krankheiten und unsere Gesundheit gehören, erschaffen wir mit unserem Gehirn auch unsere Krankheiten und unsere Gesundheit. Eine schockierende Vorstellung, die uns die Neurobiologie da vermittelt. Da könnte man auf die Idee kommen, man wäre an seinen Krankheiten selbst schuld. Das aber ist keine schöne und vor allem keine hilfreiche Vorstellung. Denn es geht bei Krankheiten nie um Schuld, sondern immer nur um Entwicklung (siehe S. 53 f.).
Achten wir noch stärker darauf, was uns die Gehirnforscher sagen, dann scheint ihre These – oder ist es eigentlich schon eine Erkenntnis? – zu stimmen. Denn misst man mit einem EEG (Elektroenzephalogramm) die Gehirnaktivität während einer Wahrnehmung, kann man feststellen, dass bei jeder Wahrnehmung die Zentren für die Sinnesorgane – Sehen, Hören, Tasten, Fühlen und Schmecken – insgesamt daran nur maximal zu 9% beteiligt sind! Das heißt: Über 90% der Gehirnaktivität sind bei der Wahrnehmung der Wirklichkeit mit sich selbst beschäftigt. Das Verständnis für das, was Sie wahrnehmen durch Sehen, Hören, Riechen und so weiter,

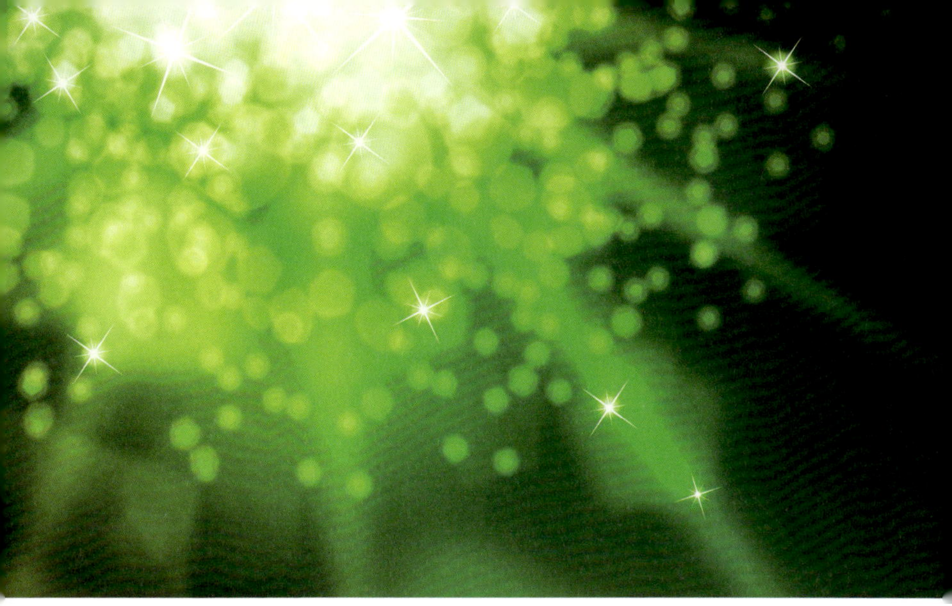

kreieren Sie also in Ihrem Gehirn. Ihre Sinnesorgane benutzen Sie lediglich zur Bestätigung dessen, was Sie meinen wahrzunehmen. Deshalb kann es keine objektive Wahrnehmung geben, wie manche in ihrer Weltanschauung glauben. Alles ist – wie in diesem Buch mehrfach betont – eine Frage der Interpretation. Diese Erkenntnis – so werden Sie feststellen – wird Sie lebenslang immer wieder beschäftigen und herausfordern – vor allem auch in punkto Gesundheit.

Machen Sie sich klar: Wenn schon die fünf Sinne zu weniger als 10% an der Wahrnehmung beteiligt sind, dann kann es auch eine objektiv existierende Wahrheit auf keinen Fall geben. Wenn über 90% bei jeder Art von Wahrnehmung durch Vorurteile, Glaubenssätze, Gewohnheiten etc. zustande kommen, kann es sich bei allem, was jemand als Wahrheit bezeichnet, immer nur um seine eigene subjektive Wahrheit handeln, niemals um eine vermeintlich objektive, für alle gültige Wahrheit.

Wenn dem so ist, machen Sie etwas daraus! Je mehr sich Ihr Bewusstsein erweitert hin zu einem geistig-seelischen Menschenbild, umso mehr werden sich auch die Inhalte verändern, mit denen Sie Ihr Bewusstsein »füttern«. Positiv gedachte und imaginierte Wirklichkeiten spiegeln unbegrenzt Ihre eigene Schöpferkraft wider, mit der Sie Ihr Leben in Freude und Zuversicht ausrichten und bestimmen. In meinen Seminaren erlebe ich immer wieder, wie verblüffend und elektrisierend es ist zu sehen, wie jede Bewusstseinserweiterung sofort auch äußerlich sichtbar wird. Das ist nicht nur mein Eindruck, sondern das sieht die ganze Gruppe und die Kamera, sofern gefilmt wird. Mehrtägige Seminare wirken oftmals wie ein »Schönheitswunder«, auf welches die Teilnehmer häufig auch außerhalb des Seminars angesprochen werden.

Mit der *KUBYmethode* ist – wie wir bereits gesehen haben – eine Gesundung oder Problemlösung stets mit einer Bewusstseinserweiterung verbunden. Jeder Bewusstseinsschritt lässt einen nicht nur die anderen, sondern vor allem auch sich selbst anders wahrnehmen. Durch die Bewusstseinserweiterung löst sich nicht nur die Krankheit auf, sondern es erweitern sich auch Möglichkeiten für die eigene Zukunft. Wir erkennen zunehmend mehr unser Potenzial. Das ist der wahre Sinn einer Krankheit, für deren Heilung diese Bewusstseinserweiterung gebraucht wird.
Auch wenn das Leben oft herausfordernd ist und so manche Prüfung bereithält: Vergegenwärtigen Sie sich immer wieder aufs Neue, dass Sie der Créateur für das sein können, was sich verändern soll. Auf diese Weise werden Sie sich weniger als Opfer fühlen, sondern die eigene Größe erkennen, die es beherzt anzunehmen gilt – für sich selbst und zum Wohle aller. Fangen Sie einfach an: Schreiben Sie Ihr Drehbuch und werden Sie zum Regisseur Ihres Lebens!

Wer den Geist

zum *Chef* seines

Lebens macht,

dem eröffnet sich

eine *neue Welt*.

4 SELBSTLIEBE IST ALLER LIEBE ANFANG

MIT GEFÜHL BEGINNT DAS MITGEFÜHL

Wenn Sie ein Menschenbild in sich tragen, das keiner Materie anhaftet und alles Existierende als eine Folge geistiger Impulse erkennt, folgen Sie keinen Dogmen mehr, sondern Ihren eigenen Impulsen. Geistige Impulse lassen sich nicht verabsolutieren, außer man erklärt sie zur allein gültigen Wahrheit, so wie beispielsweise viele Religionen es tun. Mit etwas innerem Abstand dazu lässt sich auch diese Verabsolutierung als geistiger Impuls erkennen. Da Sie sich inzwischen mit der *KUBYmethode* ein wenig vertrauter gemacht und vielleicht schon praktische Erfahrungen haben sammeln können, wissen Sie: Ihr Geist ist frei und kann sich alles vorstellen, was er möchte. Wenn er sich etwas als die absolute Wahrheit vorstellen möchte, ist dies eine virtuelle, selbst erschaffene oder übernommene Vorstellung – mehr nicht.

Ich habe in diesem Buch bereits näher erläutert, dass sich über Wahrheit nicht mehr streiten lässt (siehe S. 92, 123) – sie existiert objektiv nicht (mehr), sie ist allein im Subjektiven verankert. Mit dieser Philosophie kann echte Toleranz um sich greifen. Sie werden erleben, wie befreiend und erfüllend das ist! Das Interesse für den anderen Menschen wächst. Neugierig versuchen Sie nun zu verstehen: Was betrachtet diese Frau, dieser Mann oder dieses Kind als ihre/seine Wahrheit? Jeder hat seine eigene Wahrheit, und es ist nur gerechtfertigt, mitfühlend und auch notwendig, genau hinzuschauen, um die Wahrheit des anderen Wesens aufzuspüren und zu verstehen. Aber diese Wahrheit wird sich tief im eigenen Innern einprägen und das weitere Denken und Verhalten bestimmen.

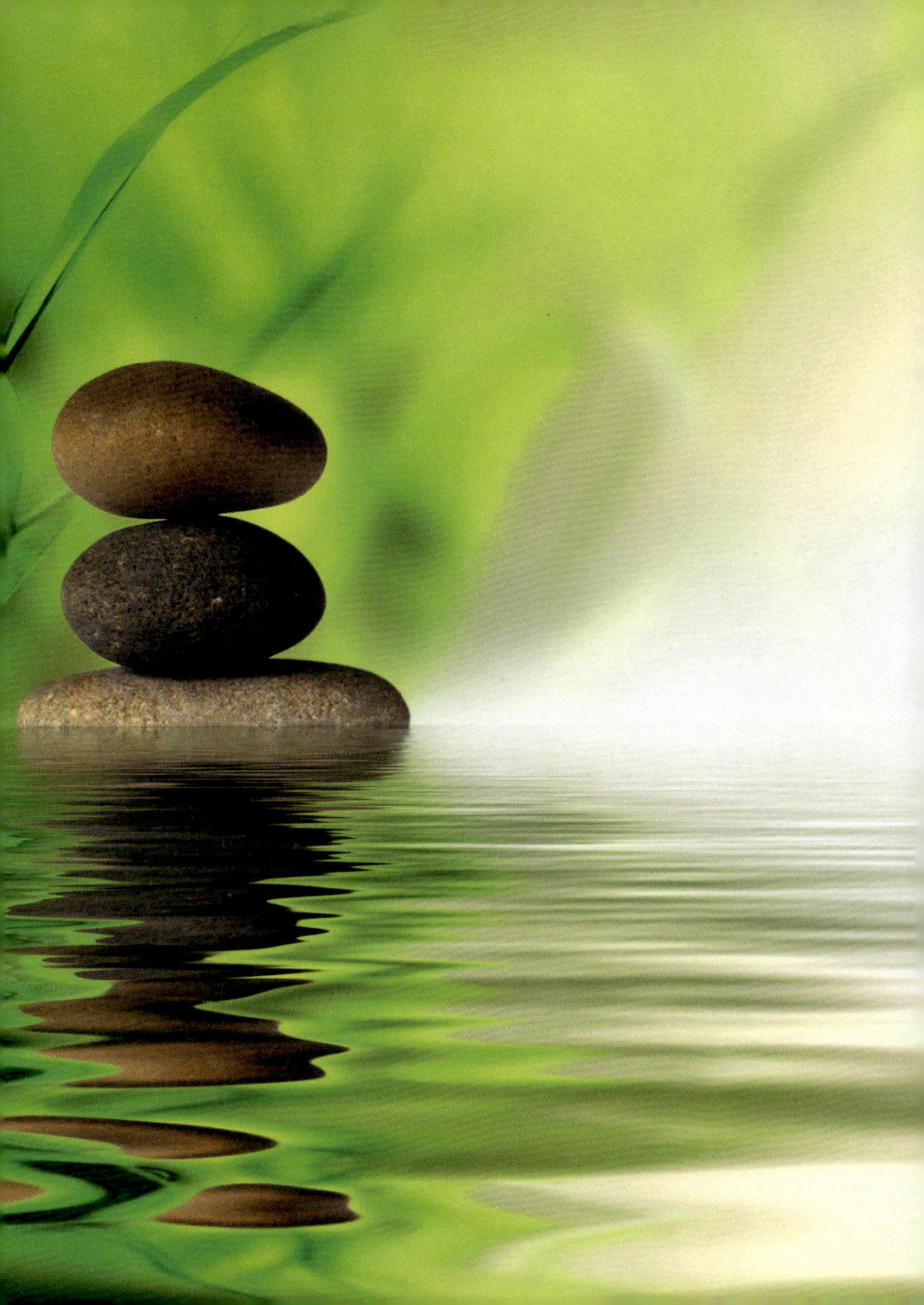

Mit dieser Haltung können Sie übrigens auch auf Tiere zugehen und mit ihnen wunderbare Kommunikationserfahrungen machen. Ein Tier spürt sofort, ob Sie seine Wahrheit erfasst haben. Stellen Sie also zunächst einmal fest, wer Sie für das Tier sind. Man muss einem Tier genauso wenig wie einem Menschen sagen, ob das Bild, das in seinem Kopf über den anderen existiert, stimmt oder nicht stimmt. Dieses subjektive Bild stimmt immer, denn es ist das Bild, mit dem Sie diesem Tier erscheinen, und von dort aus beginnt Ihre Kommunikation.

Wenn Sie sich bewusst machen, dass auch Ihr subjektives Gehirn so funktioniert, dann können Sie Ihr Bild vom Gegenüber modulieren: Sie brauchen nun nicht mehr zu denken: »Ach, was für ein süßer kleiner Hund«, sondern wenn Sie genau hinschauen, denken Sie vielleicht: »Oh, welch große Persönlichkeit!«, und verhalten sich entsprechend. Und schon verändert das Tier jenes Bild, das es von Ihnen im ersten Moment auf Grund seiner Erfahrung mit solchen Wesen hat. Wenn Sie etwas Geduld und viel Feingefühl mitbringen, können Sie dies auch mit sehr menschenscheuen Tieren erleben.

Auf diese Weise kommen Sie nicht nur gut in Kontakt mit sich selbst, sondern auch mit den anderen – egal ob Mensch oder Tier. Sie dürfen nur nichts verlangen, weder von sich noch vom Gegenüber. Sie kümmern sich nur um das, was ist. Sobald Sie Energie aufwenden, um etwas zu erreichen, verhungert Ihr Mitgefühl. Auch wenn Sie von anderen gebeten werden, ihnen bei ihrer Heilung zu helfen, haben Sie keine andere Aufgabe, als mit vollkommen offenem Herzen präsent zu sein. Denn wenn Sie wirklich helfen wollen, dann haben Sie sich einzig und allein für die Seele des anderen zu interessieren. Mit dieser Haltung entsteht Mitgefühl von selbst.

Mitgefühl ist einfach nur überfließende Energie ohne Absicht. Bei jeder Heilung geht es ja nur darum, dass das Wesen, für das Sie Mitgefühl empfinden, sich selbst erkennt. Deshalb haben Sie kein Recht, ihm zu sagen, was es zu tun oder zu lassen hat, um gesund und glücklich zu werden. Das wäre egogesteuert, übergriffig, fremdbestimmend und hat mit Mitgefühl nichts zu tun; auch wenn Sie tausend Mal recht haben, dass Ihre Einsicht, Ihre Weisheit, Ihr Vorschlag diesen Menschen gesund und glücklich machen würde. Der andere ist mindestens so göttlich wie Sie. Wenn Sie ihn jedoch spiegeln können, haben Sie ihm wirklich geholfen. Sie sind dann automatisch liebevoll, freundlich und mitfühlend.

Um mitfühlend zu sein, muss man nicht erleuchtet sein. Besser ist es, mitfühlend zu sein, bevor man erleuchtet ist, denn sonst wird Erleuchtung zum Egotrip. Mitgefühl ist der direkte Weg, sein Ego zu verlieren. Sie selbst haben sich von Leid, und auch von großem Leid, befreit. Doch Ihre Freude über Ihr Glück wird erst richtig zum Glück, wenn Sie miterleben können, wie jemand, mit dem Sie Kontakt haben, sich ebenfalls von seinem Leid befreit. Wenn es dann immer mehr werden, die sich selbst von ihrem Leid befreien, kommt große Freude auf, an der alle Spaß haben. Sie lieben einfach alle, denn alle haben eine Seele. Und deren Seele spiegelt sich in Ihrer. Es gibt keine Situation, in der das nicht möglich wäre.

Es sei denn, Sie sind mit Ihrer eigenen Seele im Hader. Sie kämpfen mit sich selbst und machen sich dabei so nieder, dass Sie nur noch um sich schlagen und schreien können: »Warum hilft denn *mir* keiner? Sind denn alle gegen mich? Alle schauen nur auf sich, aber niemand nach mir, welch maßlose Ungerechtigkeit.« Und so weiter.

Wo und wodurch ist Ihnen die Selbstliebe abhanden gekommen? Vielleicht leben Sie in Ihrem Alltag in ständiger Überlastung und wissen nicht mehr, wo Ihnen der Kopf steht. Vielleicht wurde Ihnen zu viel Verantwortung für andere aufgebürdet, und Sie halten Ihre Gefühle unter Kontrolle, um nicht zusammenzuklappen. Vielleicht waren und sind es enttäuschende Erfahrungen, die dem Selbstwert immer wieder zugesetzt haben.

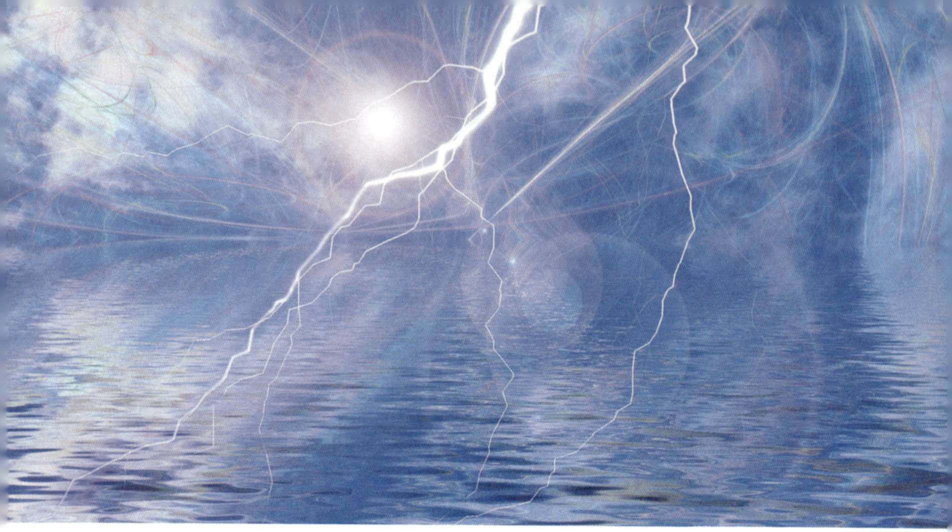

Wenn dem so sein sollte, nehmen Sie bitte augenblicklich eine Kurskorrektur vor! Beginnen Sie damit, ein wenig Zwiesprache mit sich selbst zu halten – ein paar Minuten pro Tag werden Sie immer ermöglichen können. Gönnen Sie sich zwischendurch ganz bewusst etwas: aufbauende Gedanken, eine gute Tasse Tee, Ihre Lieblingsblumen, einen lange nicht mehr gehörten Song, einen kleinen Spaziergang; lauschen Sie dem Gezwitscher der Vögel; halten Sie das Gesicht in die Sonne oder erfreuen Sie sich an einem erfrischenden Regen. Es sind die kleinen Kostbarkeiten des Alltags, die dem Dasein wieder mehr Gefühl geben: für sich selbst und damit auch für andere, für das Leben überhaupt.

Ganz gleich, ob es sich um Sie selbst oder einen anderen Menschen handelt: Wirkliche Hilfe geschieht nur durch Mitgefühl. Und dies setzt wahre Selbstliebe voraus. In jedem Fall und natürlich auch in einem solchen können Sie nur helfen, wenn Sie Mitgefühl haben. Dafür müssen Sie völlig angstfrei sein. Wenn Ihnen jedoch das Leid, das Sie dem anderen spiegeln, selbst Angst macht, dann sagen Sie aufrichtig: »Es tut mir leid, ich kann dir nicht helfen.« Wird die Angst überspielt, besteht die Gefahr, dass innere Distanz eintritt. Durch Distanz wollen wir uns schützen, weil wir uns überfordert fühlen, jedem Wesen liebevoll zu begegnen. Aber ist es nicht so, dass wir uns öfter streiten mit gerade jenen Menschen, die wir besonders lieben (zum Beispiel Ehepartner, Mutter, Vater, Kinder)? Von daher müsste es doch machbar sein, Menschen und andere Wesen zu lieben, mit denen man sich nie streitet.

Probieren Sie es: Denken Sie bei jedem Menschen, dem Sie begegnen, auch völlig fremden Menschen gegenüber, mit denen Sie nur flüchtig zu tun haben: »Ich liebe dich.« Sie werden sich wundern, wie leicht es ist, ein liebevolles Umfeld zu erschaffen.

Sollten Sie nicht bei jeder Person diesen liebevollen Gedanken haben können, dann denken Sie kurz an den Menschen, mit dem Sie sich oft streiten, mit dem Sie aber letztlich durch Liebe verbunden sind. Danach können Sie innerlich auch zu jener Person, mit der Sie es gerade auf gute oder weniger gute Weise zu tun haben, innerlich sagen: »Ich liebe dich!« Sie werden nach einer Weile feststellen, dass dieser Satz Wunder wirkt. Er wirkt sich dann auch auf die Menschen aus, mit denen Sie sehr eng verbunden sind. Wiederholen Sie diesen Satz innerlich sooft Sie können: »Ich liebe dich. Ich liebe dich. Ich liebe dich. Ich liebe dich. Ich liebe dich ...« Und Sie werden sich noch einmal wundern.

Mit dieser Liebe, die auch Selbstliebe, die Liebe zu Gott oder eine Liebe zu diesem Universum neben der Liebe für Mutter-Erde und Vater-Sonne ist, können wir Frieden mit allen Beziehungen und den darin enthaltenen Konflikten schließen. Mit einer voluminösen Selbstliebe können wir immer geben, auch unseren bisher ärgsten Feinden, Widersachern, Neidern, Pessimisten, Nörglern, Leidenden, Jammerern, armen Hascherln, Verletzten, Notleidenden, Dummerchen, Bösartigen, Kriminellen, Räubern, Egoisten, Schlägern, Brutalos, Mördern, Betrügern, Chefs, Herrschern, Peinigern, Schändern – welcher Kreatur auch immer: Mit Selbstliebe können wir allen besser begegnen als mit Selbstzweifel, Selbsthass, Selbstablehnung, Selbstvorwürfen oder Selbstunsicherheit.

Mit Selbstliebe können Sie es sich »leisten«, Mitgefühl zu haben. Ja, Sie werden gar nicht mehr anders wollen und auch nicht mehr anders können. Durch Mitgefühl können Sie alles um sich herum anders betrachten: und zwar mit Respekt, Achtsamkeit und Wahrhaftigkeit vor dem, was ist. Mitgefühl lässt jedem die Freiheit und bleibt dennoch in guter Verbindung zu ihm. Und das allein führt auch zu mehr eigener Freiheit im Denken und Fühlen. Mitgefühl gründet in der Selbstliebe, die frei ist von egoistischen Bestrebungen und Verlangen. Man fühlt sich als Teil des großen Ganzen, als Teil des Großen Geistes (siehe S. 17).

Die Selbstliebe ist das Einzige, was Sie mitnehmen können, wenn alle Verbindungen reißen. Wer Liebe verschenken kann, wird in diesem Universum überall Liebe erfahren. Dieses Universum ist dem Prinzip der Harmonie und der Stressvermeidung gewidmet. Selbst dann, wenn die gewohnte Lebensgrundlage entfällt, werden Sie Liebe erfahren, wenn Sie Liebe besitzen. Liebe ist ein geistiger Wert, er bedarf nicht der Form. Aus Liebe kann Form werden, aber sie bleibt auch dann erhalten, wenn die Form sich auflöst oder nicht in der gewohnten Weise zustande kommt.

Also lasst uns Liebe produzieren, akkumulieren, täglich durch Seelenhygiene erneuern, das heißt Konfliktbereinigung in sich selbst und mit anderen. All das hat in unserem Geist stattzufinden, sodass wir uns gut orientiert und lächelnd zu verhalten wissen. Wer sich liebt, bindet sich an keine Konzepte. Weniger ist mehr. Wenn wir uns als geistige Wesen empfinden, ist die Form eine vorübergehende Erscheinung des Geistes.

Entweder sind Sie Teil des Problems oder *Teil der Lösung*. Sie müssen sich entscheiden.

ALLES IST GUT, SO WIE ES IST

Alle Liebe beginnt – wie oben beschrieben – mit der Selbstliebe, also knüpfen Sie dort wieder an, wo Ihre Welt noch in Ordnung war. Letztlich dort, wo Sie sich diesen Ihren Körper erschaffen haben. Welche Fähigkeiten haben Sie damals mitgebracht? Was hat Sie als Kind schon fasziniert? Dort schließen Sie an.

Es ist nie zu spät, mit dem zu beginnen, was man sich eigentlich bei seiner Zeugung vorgenommen hatte. Ihre Seele hat immer einen Lebensplan, der zum Wohle aller funktioniert. Die Seele hält nichts von Egoismus, denn alles, was man damit erschaffen kann, muss man ohnehin zurücklassen, sobald man seine Form wechselt. Ihr Lebensplan bedarf keiner spektakulären Aufgaben, er kann auch einfach darin bestehen, aus dem Herzen zu dienen und beispielsweise die Verantwortung für saubere Toiletten oder Straßen zu übernehmen. Reine Ego-Konstrukte und -Projekte, die vor allem dem Geld, der Macht und dem Stolz dienen, kosten unnötig Kraft und stehen völlig im Widerspruch zum Seelenbedürfnis der Stressfreiheit.

Der richtige Lebensplan beinhaltet keinen Stress, er kann zwar auch dramatisch werden, aber er ist stets auf Harmonie mit der Welt angelegt. Um sie zu erreichen, gilt der Grundsatz: Minimum an Aufwand, Maximum an Wirkung. Die Umsetzung jedoch ist nicht leicht, denn das Leben besteht aus vielen Aufs und Abs. Wer sich dabei von seinem Lebensplan zu weit entfernt und mit der Reaktion auf veränderte Bedingungen zu lange wartet, verliert seine Handlungsfähigkeit und wird gelebt. Da passieren dann die Unfälle, Krankheiten und sonstige Schicksalsschläge, die das aktuelle, vermeintlich richtige Konzept zu Fall bringen. Der Ausweg aus diesem Dilemma besteht wiederum – wie könnte es anders sein? – in der Erweiterung des Bewusstseins.

Dabei gilt: Um eine Bewusstseinsgrenze zu überschreiten, muss die Absicht dazu formuliert werden, und zwar eine ganz spezifische, präzise Absicht. Damit kann man in Neuland vorstoßen, von dem man bisher nicht einmal wusste, dass es existiert oder gar existieren könnte. Wären wir gemäß unserer Philosophie darauf angewiesen, auf große gesellschaftliche Weichenstellungen zu warten, wäre es schlecht um unsere Gesundheit bestellt. Wir können mit der Bewusstseinserweiterung direkt hier und heute bei uns beginnen. Das bringt mehr für den globalen Prozess als theoretische Utopien, denn das Gute kann nur von guten Menschen erschaffen werden. Selbstheilung bedeutet, Krankheiten als Aufforderung zu nehmen, ein besserer Mensch zu werden.

Sich öffnen macht stark: Wenn wir uns als geistige Wesen verstehen, reden wir über unsere körperlichen Wehwehchen, Zipperleins, Unpässlichkeiten, Krankheiten und Katastrophen nicht mehr wie gewohnt, sondern darüber, welches Thema das Symptom spiegelt. Eine solche Betrachtung lenkt das Interesse auf die Person statt auf ihr Umfeld und die sogenannten widrigen Umstände.

Diese seelische Betrachtungsweise verrät etwas über die persönlichen Konflikte, die jemand durchmacht. Das ist etwas sehr Privates, wofür man sich größtenteils schämt, es offenzulegen. Denn diese persönlichen Konflikte offenbaren möglicherweise auch eine Schwäche. Wir alle haben deshalb schnell gelernt, für unsere Symptome äußere Faktoren verantwortlich zu machen, denn auf diese Weise müssen wir nicht preisgeben, was oder wer einen geärgert hat, wo man enttäuscht oder überfordert wurde und so weiter. Mit physischen Symptomen hat man stets ein unpersönliches Thema, auch wenn man die Symptome selbst tragen muss: »Ach je, du Ärmste, immer muss es dich erwischen!« oder: »Hättest du dich warm genug angezogen, wärst du jetzt nicht erkältet.« etc. – all das hält man besser aus als persönliche Offenheit und näheres Hinterfragen.

Sobald wir jedoch über die geistige Ursache einer Krankheit sprechen, wird unsere Haltung bewertet. Oft fühlt man sich dabei unverstanden, verlassen, ungeliebt und bevormundet; manchmal auch vom Partner, sofern ihm der geistige Umgang mit Symptomen fremd ist. Das alles sind Gründe, aus denen man seine Krankheit lieber als Folge äußerer Bedingungen betrachtet und die wahren, ursächlichen Gründe verdrängt.

Wenn dies geschieht, hat man aber nicht nur die Gründe ausgeblendet, sondern auch seine Seele – und das lässt sie nicht auf sich sitzen. Die Seele hat ja – wie eben schon erwähnt – nur das Bestreben, Harmonie herzustellen. Warum also sollte sie sich deshalb ausblenden und verdrängen lassen? Wer die Seele nicht hört, muss sie fühlen. Wer auf seine innere Stimme nicht hört, vernimmt sie vielleicht erst, wenn die Organe beginnen, laut zu jammern. Wird der Schmerz dann symptomatisch beseitigt und seine Ursache nicht angeschaut, bleibt der Seele nichts anderes übrig, als den Körper noch lauter sprechen zu lassen. Welche Möglichkeiten hätte sie denn sonst, wenn ihre subtilen Zeichen übersehen werden? Schmerzen können schlechter »überhört« werden als die innere Stimme.

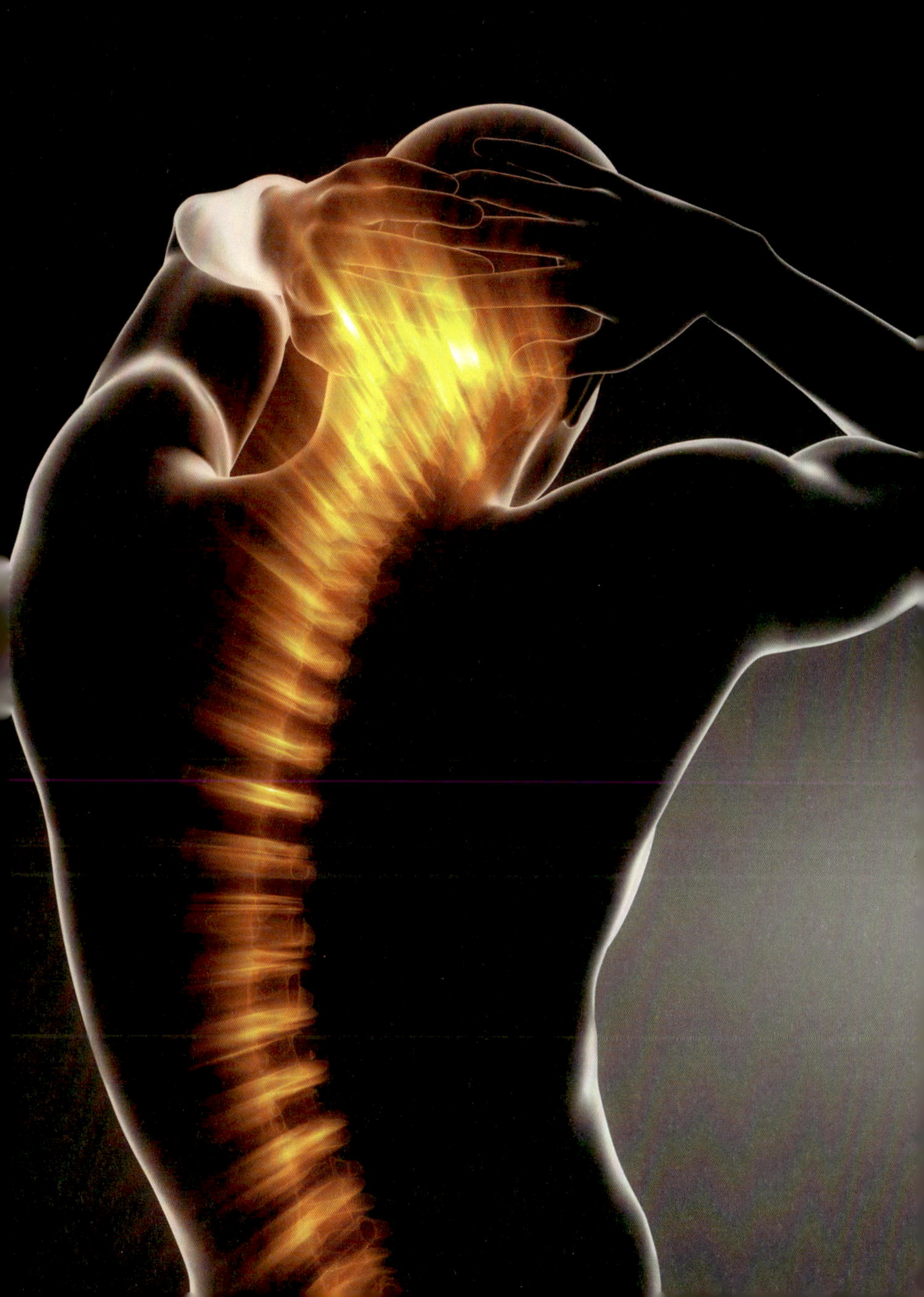

»SCHWÄCHE ZEIGEN GILT NICHT.«

Macht, Kontrolle, Konkurrenz

Ein Mann, ein »richtiger« Mann. Was erwarten wir von ihm? Stark sein, klar positioniert, jeder heiklen Situation gewachsen; ein Wesen, das sich furchtlos um die Seinen kümmert, keine Auseinandersetzung im Außen scheut und tapfer in des Lebens Schlacht zieht – mitsamt Rüstung und Visier. Klar, inzwischen darf er auch mal ein romantisches Date veranstalten, den Müll rausbringen, am Herd stehen, bei der Geburt dabei sein, Tränen vergießen – aber all das bitte schön, ohne das kernige Image von »ein ganzer Mann sein« zu verlieren.

Und der Mann selbst? Wie fühlen wir uns angesichts solch stereotyper Erwartungen, die trotz gegenteiliger Beteuerungen einer aufgeklärten, modern denkenden Gesellschaft so oder ähnlich noch immer in unseren Köpfen herumspuken?

Es ist eine echte Hypothek, all dem zu entsprechen. Ein Mann versucht, koste es, was es wolle, die Kontrolle zu behalten: im Verstand, im Gefühl, bei Strategien, beim Agieren jedweder Art. Denn überall lauert ein Kräftemessen, und das nicht nur beim Sport. Die Konkurrenz schläft nicht – beruflich oder privat: Kollegen, Geschäftspartner, die Frau oder Freundin, die Kinder und Nachbarn und letztlich auch die Freunde: Wer ist besser, wer hat mehr, wer kann mehr, wer hat die Nase vorn? Wer vorne ist, hat Macht. Schwäche zugeben (oder gar zeigen) gilt nicht. Das honoriert niemand. Wer also wirklich mal nicht so gut drauf sein sollte, überspielt das dann einfach, lässt sich nichts anmerken und tut so, als sei alles in Ordnung.

Diese Einstellung kostet Kraft – viel Kraft und lässt das innere Feuer ausbrennen. Burn out heißt die neue Krankheit, auf die viele Menschen stolz sind, und Männer ganz besonders. Denn sie hat in der Gesellschaft einen hohen Stellenwert. Schließlich bekommt ja einen Burn out nur derjenige, der viel geleistet hat. Folglich weiß jeder gleich Bescheid: Der war mal besser als alle anderen ... Den Betroffenen selbst aber macht das auch nicht froh. Er hat einfach keine Freude mehr an diesem Machtspiel, an dem Konkurrenzgeplänkel und daran, gute Miene zum bösen Spiel zu machen. Burn – out – out – out – out ... Schluss.

Und wie ist es mit Ihnen? Spätestens jetzt ist der Zeitpunkt gekommen, in dem Sie Ihr männliches Verhaltensmuster einmal gründlich hinterfragen können, um herauszufinden, was denn eigentlich eine sogenannte Schwäche ausmacht?

- Fühlen Sie sich schwach, wenn Sie in irgendeiner Situation nicht sofort die Lösung parat haben?
- Fühlen Sie sich schwach, wenn Sie in Sorge sind um jemanden und das zeigen würden?
- Fühlen Sie sich schwach, wenn Sie Angst um Ihren Arbeitsplatz oder um Ihre Gesundheit haben?
- Fühlen Sie sich schwach, wenn Sie Trauer spüren?
- Fühlen Sie sich schwach, wenn Sie sich um Ihr Baby kümmern?
- Fühlen Sie sich schwach, wenn Sie den Feierabend voll und ganz Ihrer Familie schenken?
- Fühlen Sie sich schwach, wenn Sie sich selbst lieben – einfach so? Wenn Sie etwas tun, was nur für Sie Sinn macht; etwas, das wichtiger ist als alles andere?

Geben Sie sich Ihre Antworten am besten schriftlich. So haben Sie sie zwischendurch immer parat, wenn Sie inmitten Ihres Bewusstseinsprozesses einen Input zum Andersdenken brauchen.

Sobald Sie sich der vermeintlichen Schwäche auf andere Weise genähert haben, werden Sie feststellen: Schwäche ist Erholung, Schwäche ist Selbstliebe, Schwäche ist Mitgefühl, Schwäche ist Leben. Leistung gibt es dennoch – aber nicht, ohne die Seele mit im Boot zu haben. Die Seele ist der Steuermann und Taktgeber, das Ego rudert, aber auch nur so lange, wie die Seele es für gut und richtig hält, dann wird Pause gemacht.
Sagen Sie sich in solchen Momenten: *Lass die anderen rudern mit ihrem Ego auf dem Kommandoplatz, damit muss ich mich nicht mehr vergleichen. Meine Existenzangst schmilzt in der Sonne meiner Selbstliebe weg wie Eis. Ja, ich bin schwach. Angesichts der Schönheit des entspannten Lebens werde ich schwach. Ich brauche dann nichts, weil ich BIN. Ich bin schwach*

und frei. Meine seelische Zufriedenheit ist mein teuerstes Gut, das sich nun mit nichts und niemandem mehr misst. Es ist so, wie es ist.

Dieses Buch ist eine Anleitung zum Andersdenken. Schwäche erfordert in der Tat ein anderes Denken. Gesundheit ist also keine medizinische, sondern eine philosophische Frage. Und die heikelste für Männer lautet: *Darf ich als Mann (oder darf mein Mann) schwach sein? Kann sie einen hohen Wert haben? Bleibe ich durch Schwäche sogar gesund, glücklich und froh?* JA! Denn: Wer schwach ist, ist stark. Und dies vor allem durch den Mut zur Sensibilität. Wer sensibel ist, ist anpassungsfähig. Auch in der Evolution haben nicht die Starken, sondern die Anpassungsfähigen das Rennen gemacht. Wer sich anpassen kann, muss fühlen können. Und wer fühlt, nimmt auch Alarmsignale bezüglich zu viel Stress wahr.

Die Seele will keinen Stress, sondern Harmonie. Denn Harmonie spart Energie. Alles, was harmonisch läuft, läuft nämlich fast wie von selbst. Macht, Kontrolle und Konkurrenz sind dann ganz und gar überflüssig. Vielleicht können Sie so eine neue Sicht auf die sogenannte Schwäche werfen, die auf einmal ganz andere Facetten zeigt. Und wenn das Ego zwischendurch mal die Klappe hält und Sie öfter auf Ihren seelischen Taktgeber hören, werden Sie eine neue Leichtigkeit erleben.

Freuen Sie sich über die andere Art der Power. Und pfeifen Sie fröhlich, wenn jemand an Ihnen vorbeizieht. Denn dann ist Konkurrenz nur ein Spiel, das keine Niederlagen kennt. Und in Abwandlung eines geflügelten Wortes könnte das Motto nun lauten: »Schwäche zeigen ist des Mannes erste Pflicht.« ☺

Probieren Sie es aus: Wenn Sie kein Symptom haben oder Sie Ihre Symptome relativ schnell und ohne bleibende Folgen auflösen können, machen Sie ganz offensichtlich etwas richtig. Sollten Sie sich jedoch nicht in Ihrer vollen Kraft fühlen, stellt sich die Frage: Was lernen Sie aus Stagnation, Stress oder dem Gefühl, allein zu sein? Jeder dieser Punkte klärt sich, wenn Sie auf intuitiver Ebene gelernt haben, mit Ihrer Seele zu kommunizieren. Auch das ist die *KUBYmethode,* auch das ist Selbstheilung.

Selbstheilung ist ein Tor, durch das man schreiten muss. Je selbstverständlicher Sie durch das Tor gehen, desto leichter kommen Sie hindurch. Hassen Sie nicht das, was vor dem Tor ist, und hegen Sie keine Erwartungen, was nach dem Tor kommt. Lassen Sie den Transit durch das Tor einfach zu. Denn Erwartung erzeugt Angst, Angst erzeugt Erwartung – ein Teufelskreis. Der Gang durch das Tor geschieht durch das schriftliche Gespräch mit Ihrer Seele (siehe S. 91 ff.). Die Seele beinhaltet all das, was war, ist und je gewesen sein konnte und je sein wird oder werden sollte. Der Kontakt zur Seele ist der Kontakt zur Ewigkeit – sie ist Frieden durch Ausgleich. Um dorthin zu gelangen, ist Akzeptanz dessen, was ist, und Gelassenheit im Umgang damit ein kostbares Gut.

Gelassenheit erfordert Disziplin im Kopf. Alte Gedankensysteme lösen sich nicht von allein auf. Sie müssen in jeder Minute erkannt und korrigiert werden, indem ihnen kein Raum gegeben wird. Die Disziplin der Gelassenheit sagt beispielsweise: Das, was mich ärgert, ist nicht so gemeint – jedenfalls nicht so, wie es mein altes Denksystem interpretieren möchte. Selbst wenn ich nicht sofort weiß, wie ich das Ereignis positiv interpretieren könnte – dann interpretiere ich es aber nicht so, dass ich mich ärgern müsste. Ich lasse es zunächst so stehen und suche, sobald ich ein paar ruhige Sekunden oder Minuten zum Nachdenken habe, eine Interpretation des Ereignisses, die von Friede, Gesundheit, Glück und Harmonie getragen wird (siehe auch S. 43 f.).

Wenn das alte Denksystem sich dann nicht mehr wie gewohnt aufregen kann, wird es alsbald lustlos und gibt auf. Allerdings wird es zuvor oft noch schwere Geschütze auffahren, um sich am Leben zu erhalten: Und schon ärgern wir uns, werden krank oder jammern: »Ach die Welt ist ja sooo schlecht!« Oder wir greifen diejenigen an, die wir dafür verantwortlich machen.

Das neue Denken hingegen basiert unter anderem darauf, dass wir, das heißt, unser Gehirn zwischen Realität und Illusion nicht unterscheidet – nicht unterscheiden kann und auch nicht unterscheiden will. Es ist nämlich egal, ob wir etwas als wahr oder unwahr interpretieren, denn auch die Wahrheit ist nur eine Interpretation (siehe S. 123). Und jede Interpretation produziert ein Gefühl, das in unserem Gehirn Synapsen bildet; diese wiederum senden Botenstoffe aus, die unser gesamtes körperliches System regulieren. Wenn wir möchten, dass unser körperliches System nur positive, aufbauende und gesund machende Botenstoffe erhält, erlauben wir uns nur noch solche Gedanken (Illusionen, Interpretationen von Ereignissen), die auch solche Synapsen bilden. Und das ist unabhängig davon, wie andere dieselben Ereignisse interpretieren und sie für wahr oder unwahr erklären.

Die Fähigkeit des Gehirns, unseren Körper über die Synapsenbildung so zu steuern, wie wir es wünschen, ist quasi der letzte Rest an Göttlichkeit, den wir in uns tragen. Weil es so wichtig ist, sei es nochmal betont: Wir sind der Schöpfer unserer Wirklichkeit – genau das, was Gott, den Schöpfer, darstellt.

»OB ICH MIR DAS ERLAUBEN KANN?«

Schuldgefühle, mangelnder Selbstwert

Endlich hat sie eine Entscheidung getroffen. Endlich sieht sie neue Möglichkeiten, einen Lichtstreifen am Horizont. Doch bevor zur Tat geschritten wird – manchmal sogar noch mitten im Galopp, – meldet sich da plötzlich die leise, aber hartnäckige innere Stimme mit einem: »Ob ich mir das erlauben kann?«
Viele Frauen kennen das: Sie haben sich nach einigem Hin und Her freigeschwommen, freuen sich auf den neu gewählten (Lebens)Kurs – und bleiben hängen oder sind zumindest spürbar gebremst. Was steckt dahinter? Oft ist es der immer wieder einknickende Selbstwert, der vielleicht noch nicht stabil genug ist, der einfach weiterhin noch ein bisschen Übung braucht, um das neue Lebensgefühl verlässlich zu begleiten. Häufig sind es auch persönliche Verpflichtungen, die unüberwindbar erscheinen: beispielsweise da sein für die alten Eltern, die Hilfe brauchen; für die Kinder, die noch längst nicht flügge sind; für den Partner, der davon ausgeht, dass frau ihm für die Karriere den Rücken freihält; für den Verein, das Ehrenamt, bei dem der Einsatz unverzichtbar scheint – und so weiter und so fort: »Du machst das schon ...«

Natürlich: Dass andere sich auf einen verlassen können, ist eine wunderbare, begrüßenswerte Tugend im menschlichen Zusammenleben. Fragwürdig wird das Ganze jedoch, wenn eine Frau in ihren Verpflichtungen

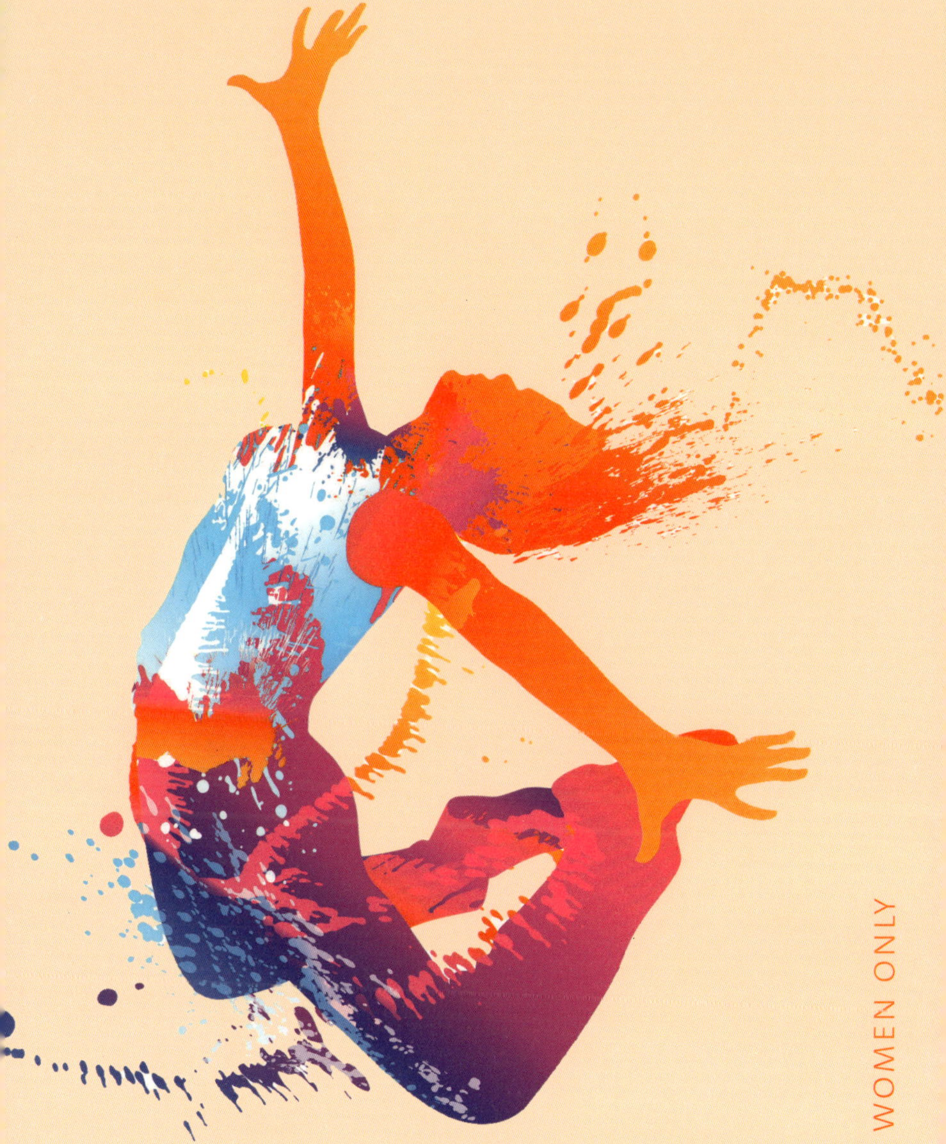

nicht nur aufgeht, sondern schlichtweg untergeht; wenn sie sich ihren Aufgaben so stark unterordnet, dass sie keine Möglichkeit mehr sieht, ihren persönlichen Freiraum (wieder) zu finden.
Wo übermäßig Verantwortung übernommen wird, lauert außerdem die Gefahr, sofort Schuldgefühle zu produzieren, sobald etwas schiefläuft. Warum? Wir wollen an dieser Stelle einmal außer Acht lassen, dass das Verhängnis vielleicht schon an einem sonnigen Tag in einem hübschen Obstgarten seinen Lauf nahm, als ein Äpfelchen vom Stamm der Sünde gepflückt wurde. Solcherlei Hypothesen dürften den Frauen von heute allerdings nicht viel nützen. Zu konstatieren ist jedoch, dass sich viele Frauen nach wie vor schuldig fühlen (viel schneller übrigens als Männer!): »Hätte ich doch besser aufgepasst, dann wäre ... «, »Eigentlich hätte ich das nicht so direkt sagen sollen.«, »Wenn ich zu Hause geblieben wäre, hätte vielleicht ...« und so fort. Eine Frau kann sich über Stunden hinweg damit beschäftigen, was sie lieber so oder anders hätte tun oder sagen sollen. Und sie fühlt sich schnell schuldig, wenn die Harmonie gestört ist. Ein tief verankertes Schuldgefühl, welches stets einhergeht mit mangelndem Selbstwert, kann derart verzerrt werden, dass manche Frauen sich sogar für Geschehnisse schuldig fühlen, in denen ihnen selbst großes Leid wie beispielsweise kindlicher Missbrauch oder Gewalt in der Partnerschaft angetan wurde. Sie wurden in eine Situation getrieben, die ihnen keinen Ausweg mehr ließ, und richteten dann ihre Gefühle gegen sich selbst (»Mit mir muss irgendwas nicht stimmen ...«). Was bleibt, ist unter anderem ein Schuldgefühl und die heimliche Überzeugung, »es nicht wert zu sein«.
Folglich wird oft auch gezögert, etwas vom Leben zu beanspruchen und sich ein großes Stück vom Kuchen zu nehmen. Wenn Sie selbst bei sich spüren, dass Sie in Alltagssituationen oder bei kleinen oder größeren Lebensentscheidungen zu schnell einen Schritt zurückgehen und lieber

anderen den Vortritt lassen, dann machen Sie sich klar, dass für den Anfang schon eine kleine, aber wichtige Maßnahme hilft: *innehalten*! Innehalten und wahrnehmen, was an innerem Widerstreit stattfindet; hinhören, abwägen und so in die eigene Mitte kommen.
Mit der Zeit werden Sie dann auf einmal Mitgefühl für sich selbst empfinden – für das, was an Unrecht und Missachtung erlitten wurde. Was war, ist auch JETZT. Doch das Jetzt kann immer gewandelt werden, wie Sie es im *Seelenschreiben* (S. 91 ff.) schon kennengelernt haben. Zögern Sie nicht, diese Chance beim Schopf zu packen!

Und vor allem: Geben Sie sich selbst das Wertvollste, das Sie sonst auch anderen geben: *Liebe*. Mit Liebe, mit Selbstliebe werden Sie Ihren Selbstwert stärken. Liebe wird Sie ermutigen, ganz selbstverständlich und ohne Schuldgefühle etwas vom Leben zu fordern und es sich auch zu nehmen. Sie können und dürfen es sich erlauben! Mit Selbstliebe halten Sie am allerbesten die Balance zwischen Nähe und Abgrenzung, zwischen Verpflichtung und Freiheit. Wenn Sie sich dafür öffnen, werden Sie erkennen, dass Sie – ohne weiteres Tun – einzigartig und liebenswert sind.

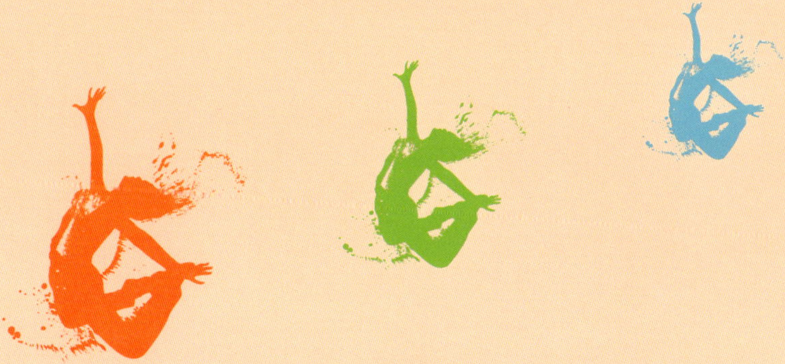

Gesund ohne Medizin: Das Schwerste im neuen Denken ist, wie Sie sehen, sich selbst positiv zu interpretieren. Damit meine ich nicht die selbstherrliche Prahlerei, sondern frei von Schuld zu sein. Dafür muss man nicht frei von Fehlern sein. Es ist nur die Frage, wie man Fehler interpretiert. Das Thema Schuld ist in Selbstheilungsprozessen einer der wichtigsten Faktoren, weil es häufig tief verborgen im Unbewussten schlummert.

Wenn wir trotz intensiver Ursachenforschung feststellen, dass es noch einen Widerstand gibt, das Schmerzbild anzusehen, kann es dafür als Grund (bewusste oder unbewusste) Schuldgefühle in vielerlei Facetten geben. Die Ursache einer Krankheit oder eines schmerzenden Problems besteht immer, wie schon erwähnt, in der Missachtung der eigenen Seele – entweder als Opfer oder als Täter. Für diese Missachtung fühlen wir uns in vielen Fällen schuldig, groteskerweise auch dann, wenn die eigene Seele von anderen missachtet wurde und einem damit großes Leid zugefügt wurde. Das geht oft so weit, dass wir uns manchmal schon dafür schuldig fühlen, geboren worden zu sein. Manche von uns haben einen Abtreibungsversuch überlebt und leben mit dem Schuldgefühl, dass sie eigentlich gar nicht da sein sollten, wenn es nach dem Willen der Mutter oder anderen Beteiligten gegangen wäre.

Einige sind, auch wenn sie kommen durften, sozusagen mit dem falschen Geschlecht auf die Welt gekommen. Denn Vater oder Mutter oder beide bzw. deren Eltern hätten doch so viel lieber einen Jungen gehabt oder ein Mädchen, nun aber wurde ihnen dieser Wunsch nicht erfüllt. Schon fühlen sich die Betreffenden schuldig in ihrer Haut und versuchen oftmals sogar, sich andersgeschlechtlich zu benehmen oder wenigstens so zu kleiden, um auszusehen wie gewünscht. Da all diese Verstellungen jedoch zum Scheitern verurteilt sind, wird entsprechende Schuld mit sich herumgetragen, wenn auch meist unbewusst. Viele fühlen sich schuldig, weil die geliebte Mutter krank war und Sie sich als Kind demgegenüber völlig hilflos fühlten. Darüber hinaus können Kinder mit einem großen Schuldgefühl aufwachsen, weil zum Beispiel der Vater seinen Kummer regelmäßig in Alkohol zu ertränken suchte. Auch möchte kein Kind seine wie auch immer gearteten, aber geliebten Eltern beschuldigen für irgendetwas – und schon gar nicht für Verbrechen, wie zum Beispiel Vergewaltigung, sexueller Missbrauch und Gewaltausübung. Bevor sich ein Kind gegen den Vater oder die Mutter wegen der erlittenen Qualen zur Wehr setzt, nimmt es lieber die Schuld auf sich und versucht auf diese Weise, seinen Beitrag zum Familienfrieden zu leisten. Das Kind ist bereit, für alles die Schuld zu tragen, was in der Familie nicht in Ordnung ist. So etwas macht krank. Um diese Krankheit aufzulösen und zu heilen, muss das Schuldgefühl aus dem Weg geräumt werden.

Im Prinzip gilt dasselbe für die Täter. Auch ihre Heilung wird durch Schuldgefühle blockiert. Sie aufzulösen ist oft noch schwerer, denn es ist leichter, als Opfer dem Täter zu vergeben, als sich selbst als Täter. Aber auch das kann mit *Seelenschreiben* aufgelöst werden (siehe S. 91 ff.).

Ganz gleich, welche Ursache eine Erkrankung oder eine belastende Situation haben mag: In jedem Fall ist Stress dabei die alles überlagernde und

zerstörerische Energie. Sie ist der Urgrund aller Krankheit. Die Seele jedoch zeigt uns den Weg, wie jede Situation zu harmonisieren ist; auch den Stress, den es früher einmal gab; den Stress, den es im Moment gibt; und den Stress, den es in Zukunft nicht geben soll. Dafür ist – wie Sie in diesem Buch nun mehrfach erfahren haben – nicht nur ein anderes Denken notwendig, das in einem Perspektivenwechsel zum Ausdruck kommt.
Jedes Phänomen lässt sich aus unendlich vielen Perspektiven betrachten. Und jede Perspektive sorgt für ein anderes Gefühl. Ein Phänomen aus der Vogel- oder aus der Ameisenperspektive, aus der biochemischen oder aus der geistigen Perspektive usw. – sie alle kommen zu völlig unterschiedlichen Bewertungen ein und desselben Phänomens. Aus seiner Perspektive hat jeder recht, das heißt, jeder vertritt (s)eine Wahrheit.
Deshalb ist es die wichtigste Aufgabe, für sich selbst die Perspektive zu finden und zu vertreten, die der eigenen Gesundheit, der Liebe und Harmonie am besten und direktesten dient – zum Wohle aller. Dies ist eine von Zeit und Ort unabhängige Aufgabe. Sie funktioniert auch rückwärtig (siehe *Seelenschreiben*. S. 97 ff.), was nicht nur für die Gesundung des Einzelnen, sondern der Gesellschaft insgesamt wesentlich ist; denn sie krankt in ganz besonderem Maße an rückwärtig fixierten Bewertungen, Perspektiven, Urteilen, die die Betroffenen belasten, schuldig machen, ärgern, beleidigen, kränken und sogar töten.
Diese Sichtweisen zu ändern, eine neue Bewertung einzunehmen, dem Phänomen einen anderen, positiven Ausgang zuzuschreiben, um Glück, Liebe, Harmonie, Stressfreiheit und alles, was für einen selbst und die Betroffenen gesund ist und sich auch so anfühlt, rückwirkend zu produzieren – das ist die heilende Aufgabe.

Ideal für einen solchen Perspektivenwechsel und für Heilung überhaupt ist der *Humor!* Wenn wir lernen, unser momentanes Gedankensystem nicht zu ernst zu nehmen, also nicht zu verabsolutieren, dann merken wir, welch lebenswichtige Funktion der Humor hat. Ohne Humor keine Liebe, ohne Humor keine Gesundheit, ohne Humor keine Freude am Leben. Martin Luther sagte: »Wenn Gott keinen Spaß versteht, möchte ich nicht in den Himmel.« Humor heißt, alles in Frage zu stellen und alles und jeden zu lieben – auch das, was man verurteilt. Humor ist Transformation. Humor allerdings, der auf Kosten anderer geht, ist kein Humor, weil nicht jeder mitlachen kann. Es handelt sich dann vielmehr um einen als Humor getarnten Angriff. Angegriffene wiederum sinnen auf Gegenangriff – und weiter geht es mit dem Krieg, nur mit anderen Mitteln. Wirklicher Humor jedoch soll dazu beitragen, den Ärger, den Krieg, die Schuld, die Verletzungen und Kränkungen aufzulösen und die Menschen gesund zu machen. Lachen macht gesund, wenn es andere nicht krank macht.

Der wichtigste und schönste Humor besteht darin, unser Gedankensystem zu relativieren, das heißt zu zeigen, dass jedes Phänomen auch aus einer Perspektive gesehen werden kann, die möglicherweise zu einem wesentlich anderen Ergebnis führt als die gewohnte. Jede Perspektive für sich genommen darf wahr sein. Eine solche Denkerweiterung macht Spaß und hilft, das Denksystem für weniger absolut zu nehmen. So kann schließlich auch dort, wo das Denksystem zu massivem Leid führt, eine friedvolle, gesunde und liebevolle Perspektive eingeübt und die entsprechenden Zustände verwirklicht werden.

Und was machen Sie nun mit all den Anregungen, die dieses Buch Ihnen bisher gegeben hat? Die Zeit, in der wir leben, bringt viele Herausforderungen für jeden von uns. Global wie individuell. Doch auch globale Veränderungen sind immer ein Spiegel des Einzelnen. Deshalb liegt es nahe, sich zunächst einmal um die eigene persönliche Entwicklung zu kümmern. Ich frage Sie deshalb: Wofür wollen Sie Ihr Potenzial erweitern?

- Um selbst ein höheres Bewusstsein zu erlangen?
- Um anderen ein höheres Bewusstsein zu vermitteln?
- Um sich mit dem Bewusstsein von Vielen zu verbinden?

Für was auch immer Sie sich entscheiden: Finden Sie Ihre Lebensaufgabe. Suchen Sie sich etwas, mit dem Sie für andere wertvoll sind – und wenn es sich um die Frösche handelt, die Sie von der Fahrbahn retten. Je mehr eine helfende Tätigkeit einem abverlangt und je wertvoller und beglückender sie für die Empfänger ist, desto mehr wird einem geholfen, sich selbst zu entwickeln. Machen Sie sich dabei auch klar, dass wir in der Begegnung von Mensch zu Mensch viel Gemeinsamkeit entdecken und wir uns darin aufgehoben fühlen können. Dieses Geborgenheitsgefühl wächst mit der Erkenntnis, dass letztlich alle sich entwickeln wollen und dies subjektiv für jeden gleich schwer ist, egal, wo er in seinem Leben momentan steht.

Wer gesund sein will ohne Medizin, kommt um ein Andersdenken nicht herum. Ich hoffe, das ist in diesem Buch hinreichend klar geworden. Andersdenken verändert das Bewusstsein. Und bei allen Lebensfragen geht es immer nur um die Bewusstseinsentwicklung, das Materielle folgt daraus. Das neue Denken beginnt bei dem, was man über sich selbst denkt. Wenn es gelingt, sich selbst so zu interpretieren, dass man keine Feindschaft mehr kennt oder sieht, dann gibt es auch keine Feindschaft mehr. Wenn wir das Leben in all seiner Schönheit und Würde und in seinem Leid annehmen, so wie es ist, kehren Zuversicht und Frieden ein. Wir finden zu einer Quelle an Ur-Energie, aus der wir für ein gutes, erfülltes Leben schöpfen können. Die daraus resultierende Harmonie lässt sich als Liebe beschreiben. Wir sind ein Universum der Liebe. Da das Universum im Ursprung immer Geist ist, können wir auch sagen:

Es ist der Geist der Liebe, aus dem alles hervorgeht.

Die *Seele* lässt
sich von nichts
und niemandem
korrumpieren.
Sie *will alles*,
die vollständige
Harmonie, die wir
Liebe nennen.

RUND UM DEN AUTOR

Werke von Clemens Kuby

- Die wichtigsten Werke von Clemens Kuby sind seine Online-Angebote: Das auf diesem Buch aufbauende Seminar *Gesund ohne Medizin* mit 71 Lernvideos und vielen Übungen, das Seminar *Trauer und Todesangst überwinden* mit über 100 Lernvideos und vielen Übungen. Das KUBYstudium zum *KUBYanwender* in acht Monaten und zum zertifizierten *KUBYbegleiter* in neun Monaten. Jederzeit Video-Kontakte live mit einem KUBYbegleiter, der hilft, das umzusetzen, was in diesem Buch steht. Alles zu finden auf www.kuby.info.
- An seinem Buch *Gelebte Reinkarnation – Meine unglaublichen Erfahrungen* arbeitete Clemens Kuby 30 Jahre lang. Am dokumentierten Beispiel des 1992 tödlich verunglückten und einige Jahre später wiedergeborenen Jamgon Kongtrul gibt Kuby tiefe Einblicke, wie Reinkarnation funktioniert. Zudem zeigt er, wie man sich sein eigenes früheres Leben bewusst machen und sein nächstes Leben planen kann.
- Der Dokumentarfilm *Reincarnation – Looking for a Sign* auf Deutsch und Englisch zeigt den Tod von Jamgon Kongtrul, die Suche nach seiner Wiedergeburt und wie wir herausfinden, ob er es ist, den wir vier Jahre zuvor verloren haben. Mit Buch und Film ist das Leben keine singuläre Erscheinung mehr zwischen Zeugung und Tod, sondern ein Kontinuum auf geistig-seelischer Ebene. Das nimmt dem Tod vollkommen seinen Schrecken. Diesen echten Fall nicht als Spielfilm, sondern real mitzuerleben, gibt diesem einzigartigen Dokumentarfilm eine inspirierende Kraft, die einen ins Staunen und Nachdenken versetzt.
- Das Buch *Mental Healing – Das Geheimnis der Selbstheilung* fasst die medizinfreie Heilmethode von Clemens Kuby mit vielen Beispielen zusammen.

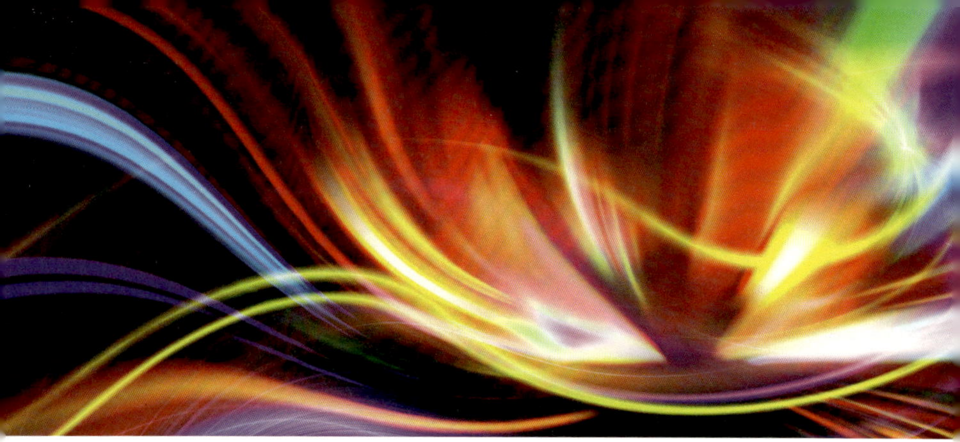

Ein Lehrbuch für jeden, der die Methode für sich und für seine Heilarbeit mit anderen lernen möchte.

- Der Bestseller *Unterwegs in die nächste Dimension* als Taschenbuch. Clemens Kubys Reise zu Heilern und Schamanen. Ein überwältigendes Buch.
- Das Buch *Unterwegs in die nächste Dimension* gibt es auch als Hörbuch (im Auszug auf 2 CDs), in einer dramaturgisch sehr spannend aufbereiteten Version.
- Der Kultfilm *Unterwegs in die nächste Dimension** auf DVD, 90 Min. Das ist *der* Film über Geistiges Heilen. Sie sehen, was Sie schon immer ahnten, aber nie zu glauben gewagt haben.
- Das E-Book *HEILUNG – das Wunder in uns* bei Kindle. Dieses Buch lässt die faszinierende Kraft des Geistes über den Körper erkennen.
- *HEILUNG – das Wunder in uns* gibt es auch als Hörbuch (im Auszug auf 2 CDs), größtenteils von Clemens Kuby selbst gesprochen.
- Der Kinofilm *HEILUNG – das Wunder in uns* auf DVD zeigt die Heilungsgeschichte von Clemens Kuby selbst und einige andere Fälle von Selbstheilung. Ein Film, der unter die Haut geht.
- Die Filmmusik *HEILUNG – das Wunder in uns* auf CD ist eine Heilmusik, die wirkt, von Büdi Siebert und Freunden unterschiedlicher Kulturen.
- DVD: *Lebe Deinen Film.* Die DVD zum Buch *Mental Healing – Das Geheimnis der Selbstheilung* beinhaltet 5 Seelengespräche, in denen die Heilung vor unseren Augen passiert.
- DVD: *Der Mensch – ein geistiges Wesen* verbindet Ausführungen von Clemens Kuby mit Filmsequenzen grundsätzlicher Art zum Thema Geistiges Heilen; sehr unterhaltsam und für jeden verständlich.

- DVD: *Seelenschreiben*. Eine Dokumentation über die Arbeit in den Seminaren von Clemens Kuby mit den daraus entstehenden Folgen und Erfolgen.
- DVD: *Global Scaling – Die Melodie des Universums*. Die Wissenschaftliche Grundlage für die intuitiven Prozesse geistiger Heilarbeit, gemäß den Erkenntnissen von Dr. Hartmut Müller.
- DVD: *Selbstheilung in sechs Schritten – Joao de Deus*. Wenn, wie hier, Tausende Heilung erfahren, lässt sich erkennen, auf welche Art überhaupt Heilung zustande kommt. Sehr spannend.
- DVD: *Alles ist möglich – Spektrum der Selbstheilung*. In 2,5 Std. 26 verschiedene Wege und Zugänge zur Selbstheilung. Eine gute Einstiegs-DVD. Denn da ist für jeden etwas dabei, auch für die Oberskeptiker.
- DVD: *Todas – am Rande des Paradieses**. Ein Ur-Stamm in Süd-Indien, der so lebt, wie vor Tausenden von Jahren, den Clemens Kuby mehrfach über vier Jahre besuchte. Sie arbeiten nicht und sind ohne Angst – faszinierend!
- DVD: *Das Alte Ladakh,* Buddhismus-Trilogie Teil I*. Die tibetische Kultur, wie sie einst bestanden hat. Ein Kult-Film, ausgezeichnet mit dem Deutschen Filmpreis.
- DVD: *Tibet – Widerstand des Geistes*, Buddhismus-Trilogie Teil II*. Wie die Tibeter trotz chinesischer Besetzungsbrutalität ihren friedvollen Charakter wahren können.
- DVD: *Living Buddha*, Buddhismus-Trilogie Teil III*. Ein einzigartiges, monumentales Epos über eine Person in zwei Leben, vom 16. u. 17. Gyalwa Karmapa.
- DVD: *Der Dreh zu Living Buddha* + Bonusmaterial*. Dieser Film gleicht einem Krimi, wie Kuby mit den größten Widerständen fertig wurde und in sieben Jahren *Living Buddha* drehte.

Preise (auch für Set-Angebote) und weitere Infos zu allen Titeln erhalten Sie im Medien-Shop von www.shop.kuby.info und unter Tel.: 089/326 798–11
Mit * gekennzeichnete DVDs beinhalten auch die englische Version des Films.

www.kuby.info

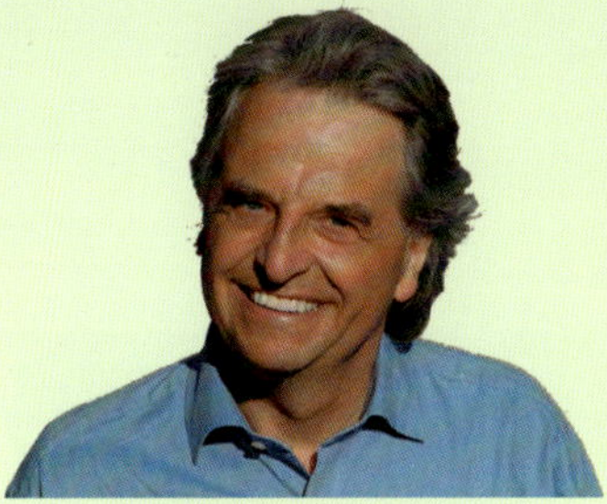

Clemens Kuby

geb. 1947, preisgekrönter Dokumentarfilmer (z.B. *Living Buddha*) und Bestsellerautor, war querschnittsgelähmt und hat sich mental geheilt. Danach machte er sich in 14 Ländern rund um den Globus mit der Arbeit von Schamanen und Heilern vertraut und dokumentierte sie in seinem faszinierenden Kultfilm und dem gleichnamigen Bestseller *Unterwegs in die nächste Dimension*. Auf der Suche nach Erklärungen für sein sogenanntes »Wunder« bzw. für seine »Spontanheilung«, wie die Medizin sagt, stieß er auf gravierende Erkenntnisse der modernen Gehirnforschung und Quantenphysik, durch die bisher unerklärliche Heilungsphänomene nachvollziehbar werden.

Mit diesem Wissen und seiner eigenen, jahrzehntelangen Erfahrung mit Selbstheilung entwickelte Clemens Kuby die für jeden Menschen anwendbare *KUBYmethode*®. Kuby greift für seine Methode auf fundierte Kenntnisse im Filmemachen zurück, die ihn lehren: Wirklichkeit braucht nicht wahr zu sein, sondern Wirklichkeit ist das, was wirkt – auch dann, wenn es »nur« imaginiert ist.

Viele haben sich mit den Büchern und und Filmen von Clemens Kuby selbst geheilt. Wer eine persönliche Anleitung von ihm erhalten will, kann dafür an seinen Vorträgen, Workshops und Seminaren teilnehmen oder mit ihm bzw. auch mit von ihm ausgebildeten Experten zur *KUBYmethode* eine telefonische Begleitung vereinbaren.

www.kuby.info